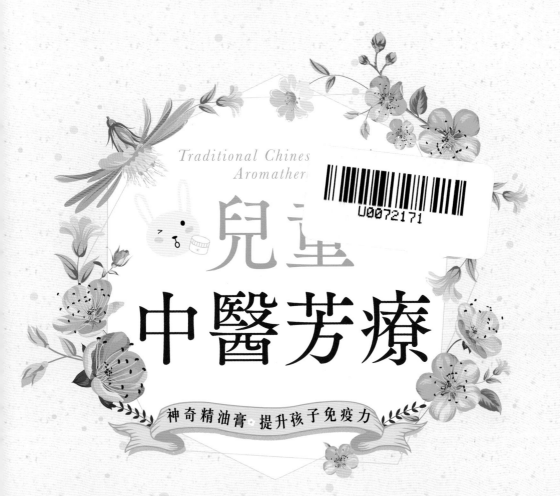

Traditional Chinese
Aromathe

兒童

中醫芳療

神奇精油膏．提升孩子免疫力

英國 IFA 芳療師協會註冊校長 & 國際中醫師

蔡嘉瑩 著

本書聲明
使用前必讀精油注意事項

1. 本書配方適用 0-12 歲的嬰幼兒、兒童，屬於適合 12 歲以下小孩的濃度劑量，仍可運用於成人身上，但因精油使用濃度較低，成效無法相比。書中的配方根據病症臨床表現來制定，如果成年人的病症表現一樣，也可以使用此配方，只是成人和小孩的精油比例需不一樣才能達至治癒的效果。

2. 切勿將未經稀釋的精油原液直接塗抹於皮膚或口服使用。只有極少數的幾個精油可以局部直接塗抹在皮膚上面，例如：孩子撞傷時候，可以直接將 1 滴薰衣草精油滴在棉花棒上，直接塗抹在傷口，促進癒合；也可以直接用棉花棒塗抹 1 滴永久花精油在患處，預防形成瘀腫疤痕。但是，精油是很濃縮的植物精華，一定不能大範圍直接塗抹在皮膚上，就是極小範圍塗抹也只能是有限的幾種精油，詳細情況請向專業芳療師諮詢。口服更加不建議。

3. 精油因濃度特別高，分子微細，滲透性強又極快，具有一定危險性。以下這類人士使用精油前要徵求專業醫師的建議：高齡者、嬰幼兒、孕產婦、患有癲癇、心臟病、高血壓、腎臟病、糖尿病以及免疫性疾病者。

4. 芳香療法並非醫療行為，本書介紹多種對健康有益的芳香療法運用與精油的使用方法，是以「預防」及「改善」為目的，而非「治療」為目的。

5. 精油並非醫藥品。

6. 本書配方中的基底油，你可以搭配任何一種基底油。我推荐葵花籽油（冷壓、未精緻），質地清爽，滲透性好；荷荷芭油親膚性很強，抹在皮膚上能夠有效保護肌膚。

7. 本書作者及出版社，對使用精油所產生的健康問題或任何傷害，概不負任何法律責任。

Chapter 3
為什麼要用中醫芳香療法

Chapter 4
用精油解決小兒的常見病症

Chapter 5
育兒超好用的 DIY 配方

[附錄]

讀者見證 1

很慶幸自己能夠遇到香香（註：作者綽號），她治好了我的多囊性卵巢綜合症，懷上寶寶都是她的功勞。寶寶剛出生就因肺炎被送進保溫箱，出院後護理師特意交待我幫寶寶塗藥膏，我才看到他的小屁屁，皮膚都爛了，大腿內側都是水泡，我都不敢碰他。護理師給的藥膏無法被肌膚吸收，跟便便黏在一起，洗屁股時還要刮掉，可憐的寶寶因刺痛而大哭，小屁屁不但沒有好轉，反而還越來越紅，滲出血絲。我都想罵人了，只好向香香求助了。

薰衣草精油加紫草膏徹底拯救了寶寶。第一天直接塗薰衣草精油在寶寶的屁股上，抹上去有點刺激，寶寶一直哭，雖然婆婆在旁不斷絮叨，但是我還是堅持用了，再塗上紫草膏。第二天，幫寶寶換尿布時，傷口終於好轉，水泡消了，不再有血絲滲出來。第三天，皮膚傷口都癒合了，只剩新長出的皮膚有點紅。

治療小屁屁的外傷時，寶寶也正好屬於肺炎的康復期，喉嚨一直有痰，躺下睡覺的時候就會聽到痰聲，而且很容易就憋氣漲紅了臉，繼而吐奶。只有直抱著，才能保證他呼吸順暢睡得好。因為這事情，我都快要憂鬱症了。後來帶寶寶去看醫生，吃完藥後睡一下，沒想到後來他爸爸抱他起來時，一直吐奶吐到止不住。後來香香給我了本書裡也有提到的止咳膏，以及馬鞭草酮迷迭香精油（搭配有機向日葵油調 1% 濃度）。用油的第一天晚上，寶寶終於可以自己躺下來睡覺，我也終於可以躺平了。我的脖子、腰都痛到不行。不過，幸福的是，寶寶的肺炎終於康復了。直到現在，寶寶已經八個月了，基本上離不開那幾瓶精油和精油膏，這本書根本是每位媽媽都必備的讀物。

小玲

我真的超級感謝香香！一年前同事跟我介紹她的時候，我一點都不相信她，當時真的無法相信小小的精油膏這麼神奇！兒子在一歲半被診斷有變異性哮喘（註：又稱咳嗽變異型氣喘）時，我真的徹底崩潰，因為不管我們怎麼細心呵護，寶寶一個月至少都要進醫院五次，不是吃抗生素，就是打針！

會用精油膏幾乎是死馬當活馬醫的心態。我只給寶寶用了平喘和化痰的精油膏，在最近八個月中只感冒過三次，而且沒有再住院過。每次他一感冒，我就當精油按摩膏不要錢一樣，只管往他身上擦，白天發燒燒得我都想抱著他往醫院跑了，但是只要多忍一下，晚上總能睡個好覺！今天寶寶感冒了，咳嗽又呼吸不順，塗上精油膏，就睡著了且不咳了。以前遇到相同情況，幾乎是一分鐘咳兩三次。這本書的問世，讓大家可以在家自製精油膏，要感謝香香的大愛與無私。

老珊

女兒最初的咳嗽是因為急性鼻炎引起鼻涕倒流而導致咳嗽，後來就斷斷續續咳嗽了將近三個月，用了香香調配的止咳膏效果很好，比去大醫院裡看醫生吃西藥強多了。短短兩個禮拜中，一開始孩子晚上睡覺鼻塞，醫生說是急性鼻炎引起的鼻塞，開三天的藥，藥吃到第三天就開始咳嗽；去醫院複診，醫生就說是急性鼻炎導致鼻涕倒流，所以才引起咳嗽，於是又開三天的藥，症狀得到緩解，沒有鼻炎鼻塞的情況了，咳嗽也慢慢少了。但是，後來她吃了兩個水煮蛋，還有兩顆小砂糖橘，半夜裡就開始嚴重咳嗽，咳到睡不著，於是我半夜三點又帶她去醫院看醫生。之後咳嗽總是時好時壞。

後來朋友介紹我給女兒用止咳膏，用了效果很好，我現在天天隨身攜帶止咳膏，像護身符一樣，真的有了它感覺才安心一點！效果確實很好！期盼香香出書很久了。書裡面幾乎談到了孩子經常遇到的所有症狀，芳療真的是很棒的自然療法，看了這本書真的長知識許多。有了這本書，照顧孩子感覺更安心、更省心。

芝芝媽

讀者見證 4

　　我五歲的女兒，上幼稚園後開始一直咳嗽和有痰，痰一直咳不出來，而且聽起來痰在很深的地方，後來帶她去醫院驗血發現感染肺炎支原體，數值 330（頂標是 500）。她吃了三個療程的阿奇黴素，依然控制不下來，這一年一直有吃化痰止咳藥控制，中藥、西藥、成藥都試過了，一直斷不了咳嗽和卡痰。

　　最慘的是，吃藥弄得她氣管過敏，那天學校上完體育課回來，竟然哮喘了。那天晚上真的嚇死我了，而且她呼吸有很大的鳴叫聲，然後去醫院看了，說是過敏性哮喘，她每天晚上睡覺都鼻塞，睡不安穩。

　　後來我女兒用了香香的精油膏，提脾陽的腸胃膏、支氣管炎純油、止咳膏、感冒膏，效果很好，然後完全停咳停痰。真的很神奇，也拯救了我們全家人不用再一直進出醫院。女兒現在不容易感冒，食慾也變好了。這本書詳細介紹了孩子適合用的精油，還有超好用的精油膏作法。超級推薦！

Wing

讀者見證 5

　　現在會想，如果早點使用精油就好了！我仍然記得大芃第一次感冒是五個半月，一開始只是流鼻涕，吃了醫院開的藥還是不見起色，醫生建議噴霧治療（霧化），但五天下來咳嗽越來越嚴重，照了 X 光（拍片子），結果是支氣管炎。醫生說要打點滴（掛吊水），我不知道有多少母親看自己的孩子第一次打點滴時哭，反正我是哭了，心痛加自責。但是，五天下來並沒有明顯好轉，於是又轉院，一查是肺炎，我們便無奈地住院了。住院一週後，回家還需吃半個月的化痰藥。這次之後半年內又住院三次，免疫力低到不行，一次輪狀病毒、一次肺炎、一次支氣管炎。

　　孩子生病時，每個媽媽的心情應該都是一樣的。我要感謝我的好友小黑靜，因為她學習芳療，讓我找到香香老師的精油膏。我們家大芃自從用了精油膏和精油後，免疫力就提升上來了，也慢慢減少生病的次數，擺脫了過敏體質，不再一點風吹草動就感冒咳嗽，人也壯實了很多。

大芃媽

最近迷上做精油膏！因為有了它，孩子感冒不舒服都不用跑醫院了，更別說打針吃藥。精油膏真的不得了，實在太好了！

小寶就因為感冒引起急性鼻竇炎一直好不了，時間拖太久流鼻涕時間長了，弄得腺樣體肥大。所以大醫院的醫生都說要動手術，看得我都絕望了，連想死的心都有了，但是我還不死心。心想什麼鬼醫生，才兩歲的孩子，這麼小就讓我給她動刀，比拿我的命還慘！我依然不信！後來，我想起之前買的鼻炎膏被我擺了好幾個月，就試試看它吧。反正什麼醫院都看過了，開的都是消炎藥、抗生素。放假人家去旅遊，我就在家給小寶抹鼻炎膏，現在終於好了，不用動刀了，實在是太感謝香香老師了。就是因為她給小寶特製的腺樣體膏和鼻竇炎膏給治好的。現在香香把她特製的精油膏都公開在這本書裡了，這是所有孩子的福音。現在，寶寶能睡得好，胃口也好。脾胃好，發育才跟得上！孩子沒生病媽媽帶寶寶也就輕鬆了，什麼醫院也沒這精油膏好用啊！

Sweet Baby

自從用了精油膏，小孩已經有半年沒看過醫生沒吃西藥了，回想過去跑醫院的日子真的不敢想像，小小的年紀經常吃西藥抗生素，打點滴，吸喉嚨蒸氣，不知是否藥吃多了身體產生抗藥性，每次感冒似乎西藥都起不了作用，非得要住院要打抗生素才搞定。所以，他的抵抗力越來越差，感冒咳嗽成了家常便飯。我表姐很早之前就叫我去看中醫，但礙於中藥苦難餵食，偶然看到香香老師的精油膏產品，她瞭解情況後，推薦我試試消炎平喘的精油（甜馬鬱蘭、印度橙花、松紅梅），我當時是毫不猶豫就買了，我馬上按照香香的配方滴幾滴在紙巾上讓小孩嗅聞，沒想到過了兩三分鐘，居然就不怎麼喘了，當時就感覺精油太厲害了，就這樣一直用油和搭配中藥，把病治好了。是它讓我有了堅定的信心，不再擔心害怕。所以現在碰到孩子普通感冒不舒服，自己在家就可以處理好了。

小冰

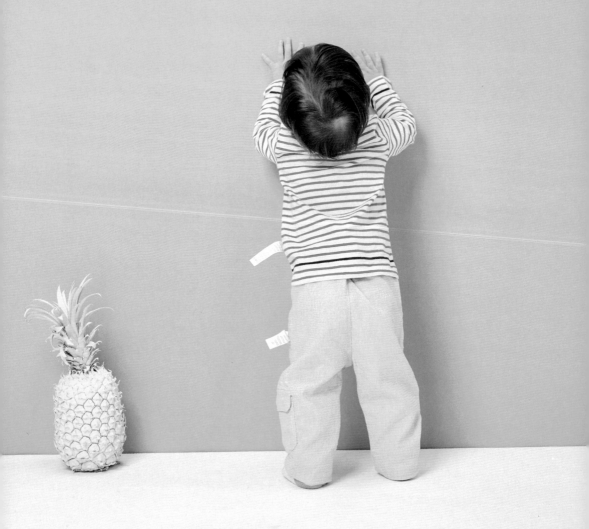

作者序：折磨全家人的小兒溼疹

我是蔡嘉瑩，職業是芳香治療師，簡稱芳療師，從西元 2001 年開始投入芳香治療生涯。在這十多年的芳療執業經歷中，我遇見過各種各樣的案例，病人無一例外都在承受著疾病的痛苦折磨，而在所有的病人中，尤其以小朋友的問題每每讓人最心痛。

我本身也有兩個兒子，兩個兒子都在年幼時就患上嚴重的溼疹，我像所有的母親一樣經歷了一段非常艱難的求醫過程，所以非常明白孩子生病時母親的心痛和難過。

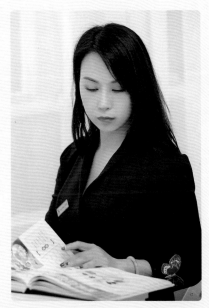

剛開始接觸芳香療法時，除了解其為自然療法之一，也發現精油的品質至為關鍵，因此決定進一步學習：在西元 2001 年完成芳療師課程後，平時應用精油在日常生活外，當自己或身邊的人遇到任何病症時，也想用精油解決，但開始時總會自信心不足，不敢放膽運用……。

西元 2005 年春天，哥哥大寶出生，當年入冬時大寶才剛七、八個月大，腳、身體突然長滿紅疹，醫生確診為溼疹，說沒辦法治癒……聽到這裡，我整個人就呆了，再看兒子難受得亂抓亂撓的樣子，我痛得心裡滴血！於是帶著兒子輾轉去各大醫院求診，那段時間帶兒子治療溼疹成為我生活中最重要的事情。

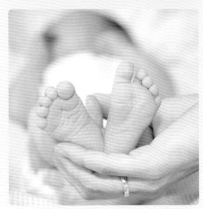

西醫對於溼疹的治療都大同小異，醫生都是開一些含類固醇的藥膏，當時管不了什麼成分，亦沒看到副作用，只帶著僥倖心理，能減

輕孩子痛苦怎麼都行。最後連含類固醇的藥膏也起不了作用，我又換成看中醫。大寶特別乖，我每天用中藥材煮水給他泡澡，他每天將兩碗黑漆漆的苦藥都喝光了；不過喝了大約十天中藥後，大寶兩個手掌都皮下出血，我以為孩子得了白血病，嚇得半死……那時意識到胡亂給孩子吃藥的嚴重後果。

因為這段經歷，作為芳療師的我下定決心要用最天然的方法為孩子治療溼疹，我相信能從自然療法中找到答案！從那時起，開始經歷到世界各地尋找原材料，以及不斷實驗的漫長過程。

為了治療大寶的溼疹，我研發用中藥材浸泡基底油；為了找優質橄欖油，我專程到訪義大利，在當地意外發現有機蘆薈脂；跑到臺灣，就為了採購最佳的中藥材紫草。這期間弟弟小寶又呱呱落地了。今年大寶 7 歲，小寶比哥哥小 4 歲半，跟哥哥一樣，小寶到了冬天滿身溼疹，而且病況比哥哥更嚴重！不過，此時我已經身經百戰，對於控制溼疹遊刃有餘，不會再感惶恐。

紫草膏讓兒子的溼疹完全好了

七年來不停修改，九製紫草膏的配方在這個時候也成熟了，用上它後兩個兒子溼疹沒有復發，他們也習慣每天早晚用九製紫草膏按摩全身各一次，在冬天洗澡後還會用它來滋潤皮膚。

九製紫草膏在兩個兒子身上展現的效果，讓我在芳香治療方面更有自信和決心。這種自然療法對人體沒有害處，也沒有抗生素和類固醇的副作用，使用多為外用塗抹，用法比較簡單，可算解答了眾多媽媽所擔心口服藥物不良反應、劑量不好把握等疑惑。除了溼疹，平常有發燒、感冒、咳嗽等所有日常小病，我都讓兒子使用精油來治療。

由於有兒子們的真實案例，我身邊的朋友開始關注並接受我的芳香療法治療。更甚者，一些人嘗試過西醫、中醫各種療法都沒明顯改善後，會抱著姑且一試的想法，透過朋友轉介來接受芳香治療。我認為每種療法都各有長、短處，治療效果因人而異，因此各種療法理應可相補不足，達到最佳效果。說實話，世上沒有一種療法是包治百病的！

中醫芳療讓兒童擺脫抗生素

為了更精準地分析症狀，我特意去學習中醫，嘗試把中醫基礎理論和芳香療法結合起來應用，再配合日常飲食上加入養生湯水作滋補之用。

在接受治療的顧客群日益增加的過程中，發現一個問題：由於芳香療法這

種自然療法，目前在香港並不廣為人知，而亞洲許多家長在孩子生病時仍選擇西醫進行抗生素治療。在現今環境汙染的問題之下，導致我們的身體健康都轉差，使得絕大多數兒童在治療疾病過程中，因過度依賴抗生素而帶來副作用，導致自身免疫力都下降，從而進入一個無法脫離抗生素治療的惡性循環狀態。

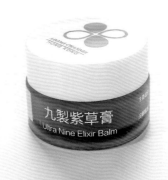

有好的身體健康，方可打好基礎，才能讓孩子將來有好的發展。為使更多人了解芳香療法是怎麼一回事，亦讓更多家長可以多一種提升孩子免疫力，減少使用抗生素的選擇，我決定撰寫這本《兒童中醫芳療》，向大家公開我在學習和施行芳香治療期間遇上的不同案例和經驗之談。我的孩子因為芳香療法而避免受頑疾之痛所困擾，我也希望這本書可以幫助更多家長和小朋友。

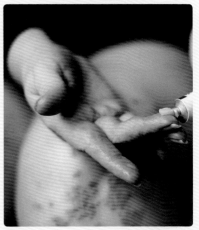

《警世通言》中有曰：「古人醫在心，心正藥自真。」作為一名芳療師、一名母親，我會謹記前人教誨，將自創的「蔡氏中醫芳療」努力不懈地鑽研下去，希望將來可以使更多的人免受一些不必要的病痛，孩子們可更健康、快樂成長！

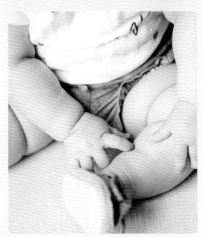

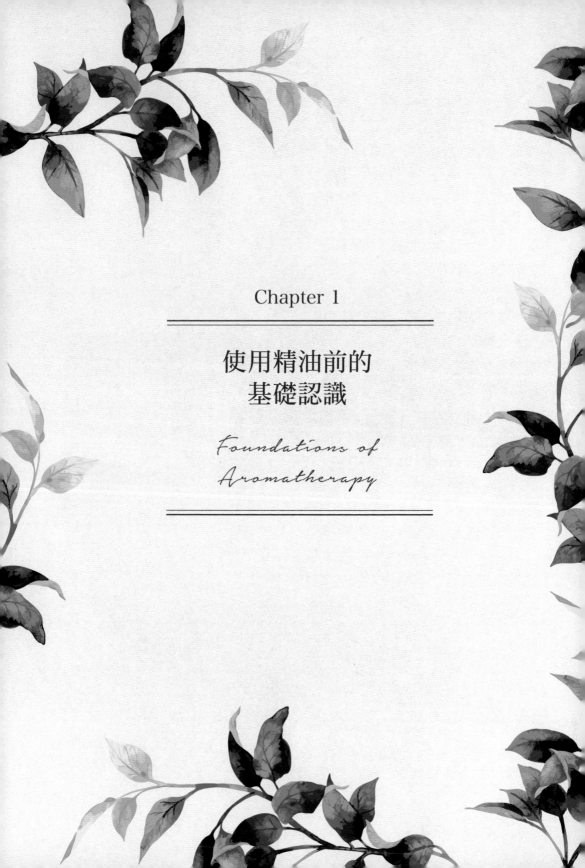

Chapter 1

使用精油前的
基礎認識

Foundations of
Aromatherapy

什麼是芳香療法

芳香療法是使用從植物提取出來的高濃度、具有香氣的精粹物質，用按摩、嗅吸、薰香、泡澡等方式來改善、提升人體及身心靈的健康。

△ 芳香療法與精油

芳香療法屬於自然療法的一個分支，精油分子非常微細，在空氣中可以很快擴散。每支精油都有自己獨特的氣味，可以觸動我們的記憶情緒，安撫我們的精神和愉悅我們的心情。每一種精油都有其獨特的化學結構，能強化人體的心理和生理功能。

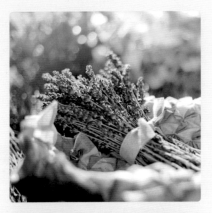

△ 精油的來源

陽光、空氣、水孕育出地球的生命，使植物產生精油。植物享受陽光、雨露、空氣，葉綠素和陽光的光合作用，藉著各種的酵素轉化出多樣化的芳香物質。精油來自於植物的各個部分，柑橘類多從果實皮經壓榨而來；90%的精油是透過蒸餾法蒸餾植物的葉子、根、莖、花朵；剩下極少的花朵類植物精油是通過溶劑萃取法萃取出來；現在開始有超臨界二氧化碳（簡稱 CO_2）的精油萃取法，所有精油都是油溶性的物質，無法直接融於水，需透過基底油或脂質來稀釋。

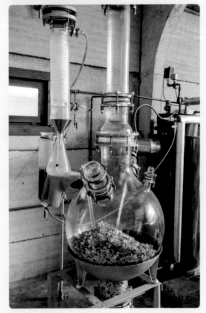

怎麼買到品質好的精油？

產地

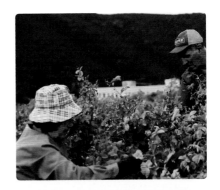

　　每一種精油植物都有其特定生長地區，例如法國的薰衣草精油、保加利亞的玫瑰精油、印度東部邁索爾的檀香精油，這跟我們為什麼人參要選擇長白山出產，高麗參只在韓國生長是一樣的道理。因為植物生長的氣候、海拔、土壤、使用有機肥料或是否噴灑農藥等，都會直接影響植物所萃取出來的精油。例如新疆伊犁的薰衣草含樟腦比較多，氣味是清涼的；而法國的薰衣草含酯比較多，氣味帶花香調；而且天氣的改變對於精油的功效也有直接的影響，西元 2008 年歐洲熱浪，使得當年歐洲產的薰衣草也具備解熱的功能。

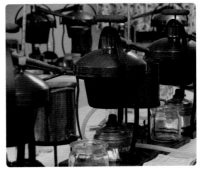

採收

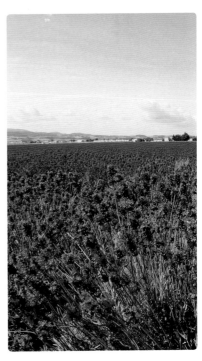

　　每一種植物採收時間對精油品質影響也非常大。以開花植物來說，通常在高溫乾燥的正午時分，其精油含量最高，但是也有一些例外，例如茉莉在晚上香味才是最濃郁的，因此要在晚上採收，而玫瑰花要在早晨晨露後、烈日前完成採收。

　　精油和中藥一樣，一年甚至一天之中，植物所含的精油品質、化學成分、產量也有不同變化。例如歐薄荷精油植物在花蕾形成時葉子含精油量最高，開花後精油含量迅速下降，精油含的薄荷腦在開花末期最高，含酯量在花蕾形成時較高，隨著開花酯的含量就下降，歐薄荷一般每年有兩次黃金收割時間。

蒸餾

　　每種植物蒸餾時間的技巧也不一樣。醒目薰衣草長得十分高壯，含油量也比較多，蒸餾時間最短，只需要大約四十五分鐘就可以把所有有效成分蒸餾萃取出來了；而真正薰衣草長得最為嬌弱，含油量也最低，需要一個半小時才能把精油萃取出來。

　　依蘭依蘭精油的蒸餾分成四次，第一次萃取出來的為特級，第二次萃取的為一級，如此類推，而我們芳香治療使用的為完全依蘭，它是按照一定的比例把特級、一級、二級此三種的依蘭依蘭精油混合在一起，因為芳香療法需要使用整棵植物的療癒性。

精油是農產品

　　精油是活性非常高的物質，它很容易受到溫度、溼度、光線等因素影響而變質，因此精油需要存放在深色的玻璃瓶，每次使用完之後應該立刻旋上蓋子，以減少空氣氧化精油，保持精油在恆溫陰涼的環境中，以減少它的活躍度。精油是典型的農產品，像紅酒一樣，每一批次的品質會有不同，作為臨床的芳香治療師，我們主要關注的是精油化學成分的比例，養成用鼻子分辨精油品質的習慣。

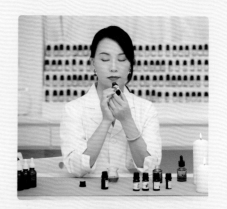

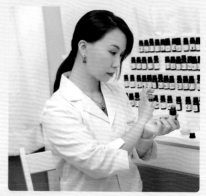

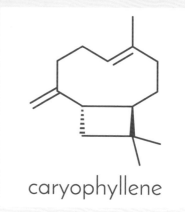

caryophyllene

▲石竹烯是依蘭依蘭精油重要的化學成分之一，以上為其化學分子圖。

芳香療法的早期歷史

藥草療法是芳香療法的前身,它是最古老的人類治病方法;在蒸餾法出現前,人類一直使用會產生精油的植物來療癒身心。

△ 香料是芳療的起點──公元前古埃及

古埃及在西元前 5000 年就建立了高度的文明,埃及人建造金字塔來保存屍體,是因為他們相信人類的靈魂不滅,有朝一日會透過肉身復活;為此埃及人發現用乳香、雪松、沒藥可為木乃伊防腐。古埃及的醫學舉世聞名,許多國家都會派醫生到埃及學習醫藥,外國的皇室成員也從埃及請醫師去為他們治病;西元前 1800 年巴比倫土碑上也顯示進口黎巴嫩柏、沒藥和柏樹精油的紀錄。

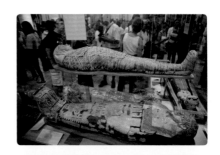

西元前 3000 年,美尼斯王(Menes)統一了尼羅河三角州及北埃及之地,並以孟菲斯(Memphis)為首都,西元 1897 年美尼斯王墓穴被發掘,墓中收藏了許多香料製品,香料在當時常被用在喪禮、寺廟儀式上,到今天也被用於天主教教堂。埃及寺廟內設有製作香水及調配精油的實驗室,而這些處方的製作程序也被刻在寺廟牆壁上。

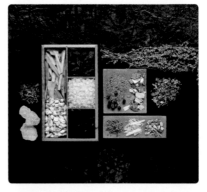

埃及的香水、香料大多數由花朵萃取而來,其中最著名的埃及芳香精油配方是由十六種芳香成分調配而成的「Kyphi」。

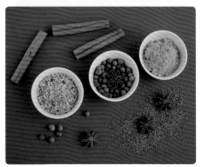

在埃及歷史中，知識和科學最為重要，甚至是神聖的，教育對埃及人而言，代表世代交流傳承的方法，藉此將上一代研究的成果傳承到下一代，埃及人將之視為書寫自我和提升的渠道。埃及人約在西元前 3000 年發展出象形文字，超越其他國家文字發展近 1500 年。古埃及人供奉神明的物品中即有香水、香油等，他們把沒藥供奉給月神，香料則專門供奉給太陽神。

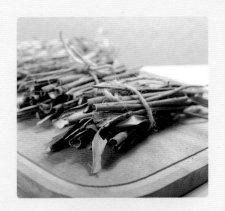

△ 藥食同源——希臘的文明

大約在西元前 400 年，希臘一位醫師希波克拉底（Hippocrates）發現了柳樹皮內含有柳甘（salicin，一種無色的糖原質，由美洲柳樹樹皮取得，可以作為解熱劑），這個就是阿斯匹靈的始祖。希波克拉底也採用自然香料和藥草來治療瘟疫及傳染病。在他的著作中多次提到：讓你的藥物成為食物，讓你的食物成為你的藥物，這也是我們老祖先流傳下來的「藥食同源」的道理。

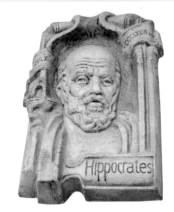

▲希波克拉底。

西元 980 年，阿拉伯最偉大的醫師阿維森納（Avicenna），通曉邏輯、幾何、數學、哲學及天文學等，在 17 歲時候即已經是布哈拉（Bukhara）知名的醫師，被稱為「醫學王子」，他寫了超過二百本著作，《醫典》一書中描述超過八百種植物及對人體的影響。然而，他對芳香療法最重要的貢獻是發明完善的冷水圈（The refrigeratedcoil），誕生了蒸餾精油的技術。

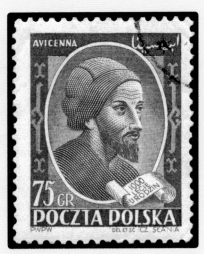

▲阿維森納。

阿維森納用迴旋的方式增加了冷卻管長度，加快蒸餾精油的速度，縮短冷卻的時程，萃取出世界第一罐精油。這是精油蒸餾法較為原始的方式，他以此方法第一次從玫瑰花瓣中蒸餾出千葉玫瑰精油。後來又出現許多植物蒸餾出的精油，它們被用於許多慢性病的治療上。

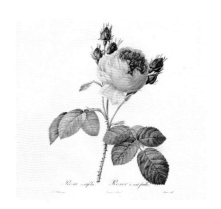

△ 芳香治療──十字軍東征時期

西元 1096 至 1291 年，中世紀十字軍東征時期，騎士們將蒸餾技術、阿拉伯香水帶回歐洲，精油被用於受傷士兵的治療上。精油為歐洲注入一股新興的曙光，那個時代隨身攜帶香水已成為一股潮流，能夠掩蓋體味，並保持心情愉悅。

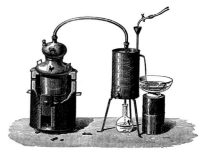

△ 精油躍上公共領域──歐洲十四世紀

這段時期流行瘟疫和黑死病，人們將花瓣和藥草灑在路上，而且隨處可見公共場所掛著香包和芳香花草，用腳踩踏擠出花草汁液，作為殺死病毒、防止蚊蟲滋長、杜絕傳染病的方式。

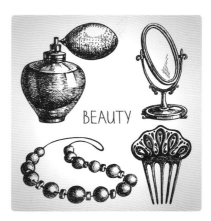

△ 回歸自然──工業革命時代

工業革命時代，大量出現化學合成的藥物，同時也發現了人工合成藥物的副作用（例如：當時普遍使用水銀來治療梅毒，許多病人卻因此送命）。人們重新挖掘天然植物精油的價值，許多科學家順著回歸自然的潮流，紛紛開始研究精油的特性與功效，精油對人的重要性越來越高。

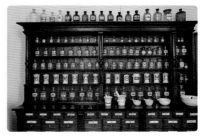

影響芳香療法發展的三個重要人物

△ 雷內‧摩里斯‧蓋特佛賽──確立
「芳香療法」的命名

　　西元 1914 至 1918 年，第一次世界大戰
期間，法國化學家雷內‧摩里斯‧蓋特佛賽
（René-Maurice Gattefossé）在一次香水
實驗中不慎發生爆炸，嚴重炸傷手部，他無意
中把手放入薰衣草精油裡，竟發現疼痛減少很
多，然後他持續在受傷的手上使用薰衣草精
油，手上的傷癒合得很快，而且不留任何疤
痕！因為這案例，加深了蓋特佛賽對精油研究
的興趣，他的研究顯示了精油可以透過皮膚進
入血液和淋巴系統到達人體器官。

　　蓋特佛賽首先將精油用於化妝品，並成立
自己的研究室「雷內‧摩里斯‧蓋特佛賽坊」，
又在西元 1928 年出版了一本《蓋特佛賽的芳
香療法》(Gattefossé's Aromatherapy)的書，
之後又寫了很多本芳香療法的書籍。儘管植物
精油的應用可以追溯到幾千年前，但是直到蓋
特佛賽對沉寂多年的精油大量研究後，精油的
醫療用途才因此復生。根據蓋特佛賽的研究，
其他法國醫生和科學家也繼續進行對精油的
研究，並且正式確認精油在醫療上的作用。

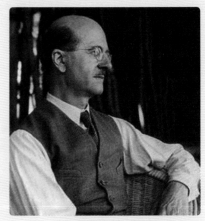

▲ 摩里斯‧蓋特佛賽，權力者 RMG © gattefossé

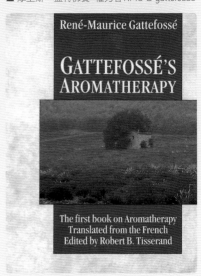

René-Maurice Gattefossé

GATTEFOSSÉ'S
AROMATHERAPY

The first book on Aromatherapy
Translated from the French
Edited by Robert B. Tisserand

▲ 《蓋特佛賽的芳香療法》書封照

△ 尚‧瓦涅──將芳香療法運用於醫療

第二次世界大戰爆發後，蓋特佛賽的研究即被中斷，很少精油相關的研究文章發表，但是之後另一位法國醫生尚‧瓦涅（Jean Valnet，他既是科學家也是物理治療師、微生物學家以及衛生保健學醫師），受蓋特佛賽的啟發，也開始在其醫療使用精油。第二次世界大戰爆發後（西元 1939 至 1945 年）瓦涅在法國軍隊擔任少校及軍醫之職位。當時他對蓋特佛賽在第一次世界大戰使用精油治療傷患很感興趣，並且在第二次世界大戰時使用精油在外傷治療上。

尚‧瓦涅醫生將植物精油用於許多病症並且做了深入的研究，也發表許多文章，他以法文寫的書《芳香療法的應用》在西元 1964 年出版，8 年後被翻譯為英文版。雖然芳香療法這一個詞是蓋特佛賽所命名，但卻是由尚‧瓦涅醫生促成芳香療法被世人視為具有醫療用途的人。

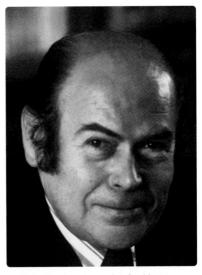

▲ 尚‧瓦涅 © Laboratoire Cosbionat

△ 瑪格麗特‧摩利──影響英國國際芳療師協會（IFA）的創立

瑪格麗特‧摩利（Marguerite Maury，西元 1895 至 1968 年）是第一位使用精油的非醫學專業人士，她在研究了尚‧瓦涅的著作後，將精油用於美容護理上，她和丈夫摩利醫生將芳香療法的美容護理技術推廣至英國並建立起名聲。

摩利夫人在進行芳香療法時，會考慮個

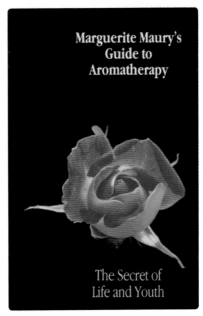

▲《摩利夫人的芳香療法指南》書封照

21

人體質以及特殊的健康問題，特別了解精油的醫學預防功能及治療特性，經過多年臨床經驗與研究經驗，摩利夫人不僅了解精油被皮膚吸收的能力，也發現精油進入人體的途徑。她發現精油沿著呼吸道的路程，乃是感覺神經末梢一直行進至旅程的終點——大腦中樞神經。大腦的中樞神經掌管著我們的記憶並且影響著我們的情緒。摩利夫人依照每一位顧客的個性、症狀與需求，選擇最佳的精油配方，沿著脊柱給予刺激，精油和按摩同時帶來的舒適感及效果，廣受客戶支持。

　　摩利夫人創立了一套芳香按摩手法，結合了穴位反射、淋巴引流及肌肉深層刺激的特點，目前被視為傳統的芳香治療手法，一直沿用至今。摩利夫人去世之後，她的嫡傳弟子們繼承了她的遺願，創辦了 International Federation of Aromatherapists（IFA） 英國國際芳療師協會，培育更多專業芳療師為大眾服務。

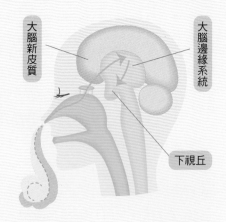

大腦新皮質

大腦邊緣系統

下視丘

▲嗅覺途徑。

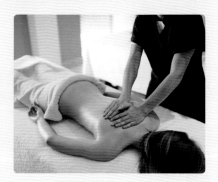

你的芳香治療師可以改善這些疾病

一個合格的芳香治療師，單純只會應用精油是不夠的，他必須設法讓患者心理、生理和精神三方面達到平衡。精油和藥物不同，精油是一個很精緻、微妙及奇妙的東西，每一種精油都有許多不同的特質，這是和藥物最大的分別，精油主要的作用是引導我們身體的系統從不平衡的狀態回復到平衡的運行狀態。

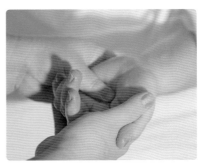

我們還要了解植物的生長環境、植物產生精油的過程及每一種精油萃取的過程，這一切都會影響到精油的化學結構；也要學習人體的生理學、解剖學、病理學，而人的體質和發生疾病的原因及病程的發展、心理狀況，這些也是一位芳香治療師必須學習的。

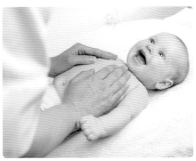

前面提到，芳香療法是自然療法中的一個分支；它使用從植物各個部位萃取而出的濃縮精油來提升及改善人的身、心、靈。在治療過程中，我會根據情況的不同把精油調製成膏狀或乳霜狀，或者調成複方精油等各種形態，以浸泡、薰香、局部塗抹、全身按摩等方法使用；每一種療法也會有長處及須補足之處，芳香療法可以和西醫、中醫及其他的主流治療相互配合，以下這些是我日常中經常會處理到的病症，以及一些特殊情況的分享：

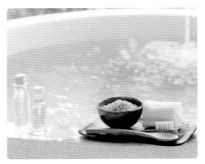

神經 / 免疫系統

頭痛、偏頭痛、猶豫、焦慮、胸悶心悸、失眠、專注力不足、過動症(ADHD)、帶狀皰疹、口唇皰疹、神經性腸胃問題、坐骨神經痛、憂鬱症

淋巴 / 循環系統

高血壓、低血壓、心悸、靜脈曲張、脈管發炎、水腫、痔瘡

肌肉 / 骨骼系統

肌肉疼痛、抽筋、韌帶拉傷、腱鞘炎、類風溼性關節炎、五十肩、瘀傷、骨質增生、椎間盤突出、滑囊炎、痛風、扭傷、落枕、媽媽手、肌腱炎、網球肘

皮膚 / 毛髮

傷口、疤痕護理、燒傷燙傷、皮膚過敏、發炎、溼疹、尿布疹、青春痘、粉刺、牛皮癬、富貴手、控油、收縮毛孔、抗衰、去皺、香港腳、晒傷、唇炎、蚊蟲叮咬、美白、保溼、淡斑、提亮膚色、去皺抗衰、青春痘、粉刺、收縮毛孔、皮膚新生、脫髮、斑禿

呼吸系統

傷風感冒、流行性感冒、咳嗽、百日咳、久咳、哮喘、咳喘、咽喉炎、扁桃腺炎、腺樣體腫大、氣管炎、支氣管炎、肺炎、鼻炎、鼻竇炎、鼻敏感、花粉症

女性婦科 / 內分泌系統

陰道炎、尿道炎、骨盆腔炎、骨盆腔積液、經前症侯群、月經痛、宮寒、子宮內膜異位、腺肌症、膀胱炎、月經週期調整、多囊卵巢綜合症、乳腺增生、乳腺炎、豐胸、提升、甲亢、甲狀腺結節、荷爾蒙失調、月經不調、子宮肌瘤

消化系統

口腔保養、口腔潰瘍、脹氣、牙痛、拔牙、胃潰瘍、淺表胃炎、胃酸逆流、腹瀉、便祕、胃痛、消化不良、食欲不振、肝臟養護、暈車、嘔吐

懷孕 / 分娩 / 產後

孕吐、分娩前準備、腰痠背痛、下肢水腫、妊娠紋、產後抑鬱、產後保養、塑身

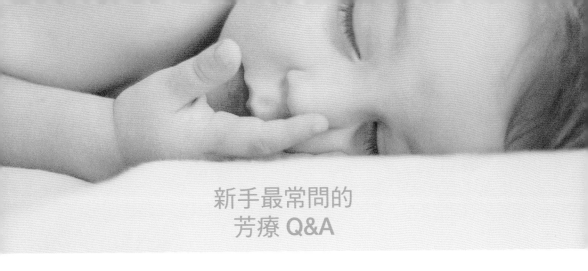

新手最常問的
芳療 Q&A

Q1

什麼是精油？
什麼是芳香療法？

A 精油是從整棵植物或植物某一部分用蒸餾、壓榨或 CO_2 萃取出來的高濃度治療用油性物質；它和中藥不同在於一個是水溶性治療物，一個是油溶性治療物；芳香療法就是使用這些從植物萃取出來的精油，利用薰香、泡澡、按摩等方法達到平衡身心靈，提升身體機能改善健康問題。

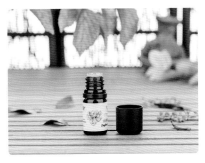

Q2

芳香療法只是聞香氣嗎？
和聞香水有不同嗎？
和美容院的按摩、護膚有什麼不同？

A 芳香治療不單只是聞味道，我會根據患者情況的不同把精油調製成膏狀或乳霜狀，或者調成複方精油等各種形態，以浸泡、薰香、局部塗抹、全身按摩甚至口服等方法使用；我們平常用的香水大多數是化學香精合成的，香水講究香氣味道，化學香精氣味不會有變化；而芳香療法使用的精油是典型的農產品，每一次收成的品質都不同，芳香治療講究的是治療效果，有時候也配合心靈的疏導；芳香療法除了可以在皮膚護理上有作用，更多在身體治療上有效果。我有個學生曾經對我說：芳香療法用在感冒及其他呼吸系統病症上效果非常好，也很快，是其他療法沒辦法超越的。

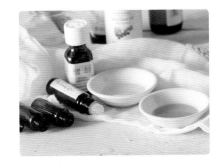

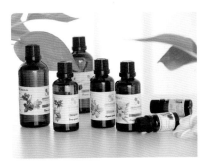

Q3 精油可以天天使用嗎？經常用會對身體不好嗎？

A 精油可以天天使用，但是建議不要每天都使用同一個配方，例如提升免疫力，我會建議使用沉香醇百里香、藍膠尤加利、綠花白千層、有機茶樹、羅文莎葉等，我建議大家每天選擇兩種或三種精油，隨意搭配薰香；因為我們身體是很聰明的，對於所有有治療性的東西都會適應，適應後效果就自然減弱了；精油是非常安全及有效的輔助療法，正確使用只會對身體健康有益。

Q4 我家的寶寶一歲，可以用精油嗎？會有危險嗎？

A 正確使用精油對任何年齡的人都十分有益也很安全，特別是薰香，非常安全，而且對呼吸道和情緒安撫非常好，但是高濃度的精油不能大範圍、長時間使用在同一個部位上，請參考書中的精油配方，切勿自行增加劑量或提高濃度。本書適合 0-12 歲的孩子使用。

Q5 我家寶寶感冒了，可以吃完藥後再用精油嗎？

A 最好只服用藥物或只使用精油配方治療感冒或任何病症，因為我不確定配方的精油會不會對服用的藥物有什麼化學反應，雖然從來沒有客戶反應過這問題，安全起見，我不建議在服用藥物後搭配精油使用。

Q6 用完精油後有要注意什麼嗎？

A 除了抹完有光敏性的精油八小時內不能在太陽下曝晒外，基本上使用精油後沒有什麼需要注意的。

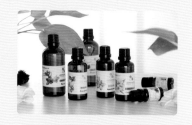

Q7 精油單一使用和多種搭配使用在效果上有分別嗎？

A 我們芳香治療師會根據症狀把幾個精油搭配在一起應用，對應症狀會更精準，幾個精油還能彼此互補及提升整個配方的效果，所以芳香治療師比較習慣把幾個精油搭配在一起使用，效果更好。

Q8 精油怎麼使用最好？

A 每一種症狀都有不一樣的使用方法。例如，鼻炎、鼻塞最好用紙巾嗅吸法來收縮鼻腔膨脹的黏膜；如果是皮膚症狀，當然是塗抹最好；如果是肌肉疼痛，就用按摩的方法釋放肌肉裡的乳酸。每一個配方和使用的方法都需要有針對性才能達到最好的效果。

Q9 精油只能薰香嗎？

A 薰香只是其中一種的使用方法，有的症狀薰香效果比較好，有的症狀塗抹比較好，使用方法根據症狀來決定；如果這個精油只能用來薰香，有可能它是化學香精。

Q10 剛剛給女兒抹了精油，開始有效果了，可以吃一點讓效果更好嗎？怎麼吃呢？

A 精油不可以胡亂口服，因為是高濃度的油性物質，可能會造成口腔灼傷。尤其英系芳療會以外用為主。

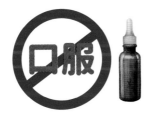

Q11 我家寶貝感冒了，怎麼使用精油來治療呢？

A 寶貝感冒可以用綠花白千層、羅文莎葉、有機茶樹等精油，用基底油稀釋成複方精油，把油塗抹在前胸、後背的上半部，和雙手的肺經經絡位置，上下來回推搓到油完全吸收就可以了；另外，我們也可以把這幾種精油先滴在手指頭，抹在口罩上來治療感冒；也可以把精油滴在薰香機裡薰香。這些是我們最常用在感冒上的方法。

Q12 有排毒反應的寶寶以後還能使用精油嗎？

A 寶貝使用精油有排毒反應，之後還是可以繼續使用精油產品，可能還會發生排毒反應，也有機會不再出現排毒反應。

Q13 我家寶寶用完精油的部位起了一粒粒的疹子，是對精油過敏嗎？應該怎麼處理這些疹子？

A 這些症狀不是對精油過敏，由於精油是油溶性的物質，它分子非常細小，油溶性的物質可以透過細胞膜進入最深層的細胞，精油在人體細胞作用完之後會快速通過淋巴系統排出人體，如果被治療者的淋巴系統不夠通暢，精油就會在皮膚表面上出現這些疹子；這個過程需要三到五天時間，這個期間多喝水、飲食盡量清淡，會幫助精油更快排出身體。據我個人經驗統計，大概一百個人裡面會有二至三個人出現排毒反應。

Q14 我家寶貝不小心吃了精油了，怎麼辦呢？

A 誤服精油應喝下大量植物油（家裡炒菜用油也 OK）或大量全脂牛奶，不應該用清水，因為只有含脂肪的東西才能稀釋精油。並用油塗抹口腔內灼傷處。並趕緊撥打：
救護專線 999(香港);119(臺灣)

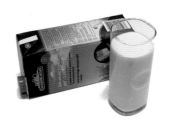

Q15 芳香療法可以代替西醫嗎？

A 芳香療法和中醫都是屬於自然療法。無論中醫也好、西醫也好，都有他們各自的治療強項，都是不可以被代替的，但是可以用來互補其不足之處。

Q16 孕婦使用芳香療法會導致流產嗎？

A 單方精油的種類有四百多種，有極小部分有催經作用，這些孕婦不能使用，但是絕大部分是很安全的。懷孕時會有的孕吐及水腫我們也會使用精油來治療，特別是柑橘類的精油，很適合孕婦使用，因為柑橘類的精油是從柑橘的果皮壓榨出來，例如甜橙就是從橙的果皮壓榨出來，我們剝橙皮噴出來的就是 100% 甜橙精油。

Q17 芳香療法只能舒緩，還是有治療的作用？

A 芳香療法具有治療的作用，特別是在鼻炎、溼疹、感冒、久咳、類風溼性關節炎等症狀上，效果又快又好又安全。

Q18 芳香療法適合任何人嗎？包括患病的人？

A 芳香療法適合大部分的人，但荷爾蒙相關癌症的患者不建議使用刺激荷爾蒙的精油；我們也有在醫院內對一些重症患者及癌症末期的患者使用芳香療法來舒緩他們的不適，提高患者的生活品質。

Q19 芳香療法使用的精油和香精油有何區別？

A 芳香療法使用的精油要求很高，植物的生長及空氣土壤，萃取的方法和精油的成分，起碼的要求是純植物的萃取物，而香精是用化學合成的，主要以香氣為主；而芳香療法用的精油主要以治療為目的。

Q20 精油用的薰香機和加溼器有什麼分別？

A 精油薰香機的作用主要是讓精油隨著水霧揮發出來，如果水霧比較大，在潮溼的環境下就不是很適合了。市面上有些精油的薰香機功能很不錯，霧很細還帶有負離子的作用。而加溼器就是針對乾燥時候用的，主要作用讓空氣不要太乾燥。相對來講，加溼器的煙霧會大很多。

讓家長放鬆心情的精油

Relaxing essentials oils

照顧小孩子，經常都會令家長們的情緒變得相當緊張；那麼，我們又可以怎樣透過芳香療法幫助他們抒解緊張的心情呢？

情緒對於人的行為影響很大，當我們一天都是好心情的時候，我們會感覺工作效率特別快，做什麼事情也特別順暢；而且，情緒有很大的傳染力，如果你的上司當天情緒不好，那麼你那一天就肯定很難過，一整天都在擔心受怕中度過，這些經驗我們肯定都有感受過。

氣味對於我們的情緒影響很直接，我們鼻腔裡有幾萬個氣味的嗅球，這些嗅球在接收了氣味之後，直接跟我們腦下垂體邊緣系統海馬體（hippocampus）聯繫，海馬體位於左右腦半球，擔當短期記憶、長期記憶及空間定位的作用；氣味可以直接開啟我們記憶的大門。因為我小時候住的地方樓下有一攤賣水果的，所以每次聞到榴槤我就記起小時候發生的事情。

很多精油對於放鬆情緒有正面的作用，佛手柑、甜橙、羅馬洋甘菊、快樂鼠尾草、橙花、甜馬鬱蘭等，這幾個精油都有很好放鬆情緒的作用，我們可以把其中的兩種或三種精油，隨意搭配在一起薰香或滴在純牛奶裡面泡澡，這些精油都可以很有效放鬆心情。

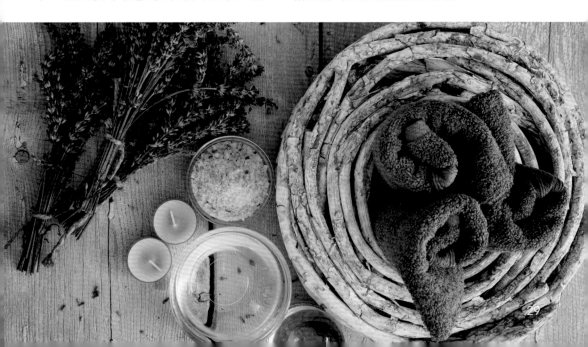

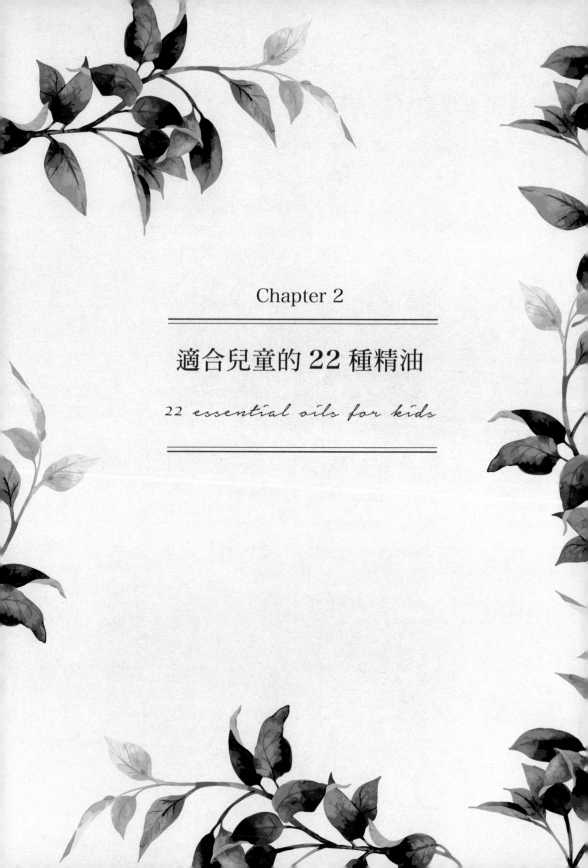

Chapter 2

適合兒童的 22 種精油

22 essential oils for kids

黑胡椒
Black Pepper

拉丁學名	*Piper nigrum*
植物科名	樟科 Lauraceae
精油質地	清澄的淡檸檬色
香　　氣	清新的乾木氣息，帶點穿透性的、溫暖的感覺
萃取方法	以蒸氣蒸餾法自黑胡椒乾裂、壓碎的黑色顆粒中取得精油

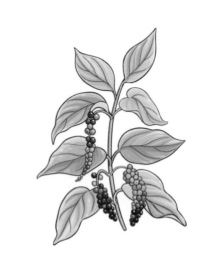

精油簡介　黑胡椒精油用於醫藥可緩解痛風、天花、猩紅熱、痢疾、斑疹傷寒、霍亂及鼠疫等疾病。黑胡椒精油對於止血亦很有效。將少量的黑胡椒精油塗敷於傷口上即能殺菌。

在提煉的過程中，胡椒鹼無法轉化為精油，所以其香氣與成分相當溫和，親膚性高。黑胡椒精油特質為溫熱、放鬆、提高皮膚新陳代謝，進而促進消除體內寒冷。臨床報告指出它對於背部沉重的壓力有很好的舒緩效果。

採取加工　夏、秋間，剪下胡椒成熟果穗，除去果皮、晒乾，稱白胡椒。收集近成熟果實，直接晒乾或烘乾者稱黑胡椒。與白胡椒相比，黑胡椒具有更芳香的氣味和更高的精油含量，所以，胡椒精油一般都是用黑胡椒以水蒸氣蒸餾法萃取精油。

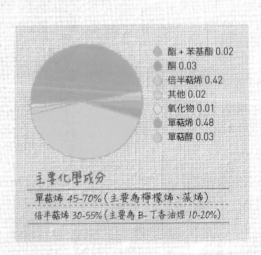

酯 + 苯基酯 0.02
酮 0.03
倍半萜烯 0.42
其他 0.02
氧化物 0.01
單萜烯 0.48
單萜醇 0.03

主要化學成分

| 單萜烯 45-70%（主要為檸檬烯、蒎烯） |
| 倍半萜烯 30-55%（主要為 β- 丁香油烴 10-20%） |

主要功效 貧血、驅蟲、鼻塞、傷風感冒、腹瀉、痛風、流行性感冒、感染、肌肉痠痛、神經痛、反胃、噁心、風濕症、病毒引起的疾病。

黑胡椒是一個溫和且具有溫中散寒作用的精油，它滋補脾胃的效果很好，特別適合小朋友及病癒虛弱人士幫助消化、促進食欲、消除脹氣、改善冷性便祕；另外對於風寒引起的各種問題也是黑胡椒的強項，例如手腳冰冷、類風濕性關節炎，以及刺激膽汁分泌以消化脂肪性食物。

精 油 配 方

1 手腳冰冷

配方
- 黑胡椒 2 滴
- 波旁天竺葵 3 滴
- 迷迭香 3 滴
- 安息香 3 滴
- 基底油 20㎖

用法 塗抹在下肢，由下往上抹。或是將 5 滴複方精油滴入牛奶，加入溫水裡泡澡。

2 風寒感冒

配方
- 黑胡椒 4 滴
- 迷迭香 4 滴
- 薑 4 滴
- 基底油 20㎖

用法 快速上下來回搓熱雙手肺經[1]，注意保暖。

3 滋補腸胃

配方
- 黑胡椒 4 滴
- 荳蔻 2 滴
- 甜橙 4 滴
- 茴香 2 滴
- 基底油 20㎖

用法 每天三餐飯後輕柔按摩肚子及胃部。

4 便祕

配方
- 黑胡椒 4 滴
- 甜橙 4 滴
- 芫荽籽 3 滴
- 留蘭香[2] 3 滴
- 基底油 20㎖

用法 每天早晚順時針按摩肚子。

5 寒咳有痰

配方
- 黑胡椒 5 滴
- 藍膠尤加利 3 滴
- 松紅梅 2 滴
- 基底油 10㎖

用法 塗抹頸部兩側、前胸、後背、雙手肺經[1]，並快速搓熱後三者。

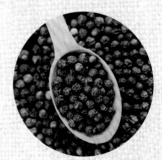

[1] 請見「肺經」第 98 頁　　[2] 留蘭香又稱綠薄荷（Spearmint）。

精 油 配 方

⑥ 腸脹氣

配方
- 黑胡椒 3 滴
- 薑 2 滴
- 基底油 10㎖

用法　順時針按摩寶寶肚子。

⑧ 增加肌肉耐力

配方
- 黑胡椒 4 滴
- 薰衣草 3 滴
- 波旁天竺葵 3 滴
- 迷迭香 2 滴
- 甜杏仁油 18㎖
- 聖約翰草油 2㎖

用法　適合運動前後按摩腿部，有效避免肌肉疼痛，減輕小肌肉僵硬，增加肌肉耐力。

⑦ 肌肉痠痛

配方
- 黑胡椒 4 滴
- 羅勒 3 滴
- 快樂鼠尾草 3 滴
- 迷迭香 2 滴
- 甜杏仁油 18㎖
- 聖約翰草油 2㎖

用法　按摩患處。

⑨ 食欲不振

配方
- 黑胡椒 3 滴
- 萊姆 3 滴
- 薑 2 滴
- 甜橙 2 滴
- 基底油 10㎖

用法　每天一至二次，用配方輕柔按摩肚子及胃部。

蔡老師應用分享

　　《新修本草》裡記載黑胡椒「主下氣，溫中，消痰，去臟腑中風寒，適用於胃寒嘔吐、腹痛泄瀉；性味辛熱，能開胃進食、止痛」；胡椒經常出現在我們食物中，我在醃肉時候就經常用到黑胡椒粒；香港春季陰冷潮溼，很適合煲黑胡椒豬肚湯；豬肚健脾胃，胡椒溫中散寒，加入白果和腐竹就是一道非常美味的養生湯水。

德國洋甘菊

Chamomile, German

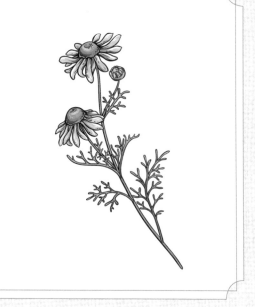

拉丁學名	*Matricaria recutita*
植物科名	菊科 / 紫菀科 Compositae/ Asteraceae
精油質地	接觸到光和空氣,會有顏色變化(深藍色→綠色→褐色),質地黏稠
香　　氣	強烈的青草味
萃取方法	花朵

精油簡介　萃取自德國洋甘菊的花朵,它的顏色隨著天藍烴含量比例越高,顏色越顯墨水藍;栽種洋甘菊花的土壤含鈣量高,以及開花時的天氣若為陰天小雨,能大大提升洋甘菊裡的母菊素。但是洋甘菊抗過敏的功能並不是單單來自於天藍烴,而是它一整組化學成分的組合及 α- 沒藥醇的搭配。十幾年前,英國產的洋甘菊品質最好的,這幾年我發現臨床上埃及出產的有機洋甘菊抗過敏效果最好。

　　德國洋甘菊精油溶於大多數非揮發油和丙二醇,但不溶於礦物油及甘油;如果溶於 95% 乙醇中,會變渾濁。

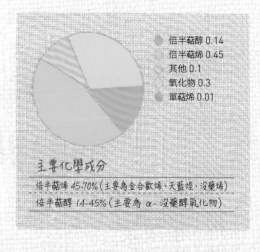

- 倍半萜醇 0.14
- 倍半萜烯 0.45
- 其他 0.1
- 氧化物 0.3
- 單萜烯 0.01

主要化學成分

倍半萜烯 45-70%(主要為金合歡烯、天藍烴、沒藥烯)	
倍半萜醇 14-45%(主要為 α- 沒藥醇氧化物)	

採取加工　德國洋甘菊的舌狀花開展時,即可採摘。宜在晴天上午露水乾後進行,採收後花朵攤開晒乾,或在 60 度以下低溫乾燥機中烘乾。乾花或鮮花

均可以採用水蒸餾法生產精油，以蒸氣蒸餾法自其花朵取得精油，蒸餾 500 公斤花瓣可萃取出快 1 公斤的精油，得油率約在 0.2 至 1.5% 左右。

治療粉刺、過敏、閉經、食欲不振、燒傷、疔瘡、凍瘡、皮膚病、消化不良、溼疹、肌肉痠痛、月經問題、神經痛、風溼痛、眩暈。

主要功效 洋甘菊是最被廣泛使用於醫藥的植物，特別是對於孩童的疾病和治療感冒發燒。外用則以敷用法和眼睛及嘴巴的清洗液等用途最多。德國洋甘菊可以用於熱敷膿瘡、發炎的傷口，也可以用於消除牙齦化膿的症狀；同時亦能

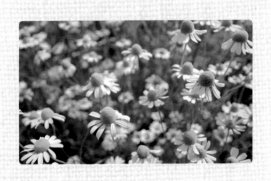

精 油 配 方

① 胃潰瘍

配方
- 德國洋甘菊 3 滴 ● 基底油 10ml
- 有機茶樹 3 滴
- 黑胡椒 1 滴

用法 每天塗抹胃部。

② 皮膚紅腫

配方
- 德國洋甘菊 3 滴 ● 蘆薈膠 10ml
- 歐薄荷 5 滴
- 真正薰衣草 2 滴

用法 敷患處。

③ 熱痱

配方
- 德國洋甘菊 5 滴
- 真正薰衣草 3 滴
- 蘆薈膠 10ml

用法 複方精油加入到蘆薈膠裡，攪拌均勻後放入冰箱，冰完後厚敷患處十至十五分鐘後洗掉。

④ 溼疹

配方
- 德國洋甘菊 3 滴 ● 乳香 1 滴
- 穗花薰衣草 2 滴 ● 基底油 10ml
- 紅沒藥 1 滴

用法 一天多次適量塗抹在患處，輕輕揉至吸收，盡量保持患處的滋潤度，避免乾燥。

⑤ 富貴手

配方
- 德國洋甘菊 4 滴
- 基底油 10㎖
- 茶樹 2 滴
- 沉香醇百里香 4 滴

用法　塗抹患處。

⑥ 唇炎

配方
- 德國洋甘菊 4 滴
- 基底油 10㎖
- 紅沒藥 2 滴
- 沉香醇百里香 2 滴

用法　塗抹患處。

⑦ 水痘

配方
- 德國洋甘菊 5 滴
- 蘆薈膠 20㎖
- 羅馬洋甘菊 2 滴
- 真正薰衣草 2 滴

用法　將調合後的精油蘆薈膠放入冰箱，冰完後厚敷患處五分鐘後洗掉。

⑧ 膀胱炎／尿道炎

配方
- 德國洋甘菊 5 滴
- 沉香醇百里香 2 滴
- 有機茶樹 4 滴
- 浴鹽少許
- 佛手柑 2 滴

用法　滴在浴鹽裡，然後倒入溫水中坐浴。

蔡老師應用分享

　　德國洋甘菊是一支消炎鎮定很強的精油，特別適用在各種皮膚的紅腫、敏感、發炎等症狀上，這主要來自於它化學成分裡的天藍烴和 α- 沒藥醇的作用。德國洋甘菊的天藍烴不存在植物裡，而是在蒸餾時由植物裡的母菊素受熱後轉化而來；含有天藍烴最多的是藍艾菊精油而不是德國洋甘菊，但是在治療皮膚過敏的問題上，藍艾菊跟德國洋甘菊一比較就落差太大了。在治療皮膚過敏上，德國洋甘菊比藍艾菊效果更好。因為德國洋甘菊化學成分裡除了天藍烴還有一定比例的 α- 沒藥醇等其他的化學成分，每一支精油的功效來自於它整組的化學成分，並不是單一的一種化學成分。

芫荽籽

Coriander

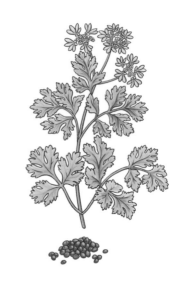

拉丁學名	*Coriandrum sativum*
植物科名	繖形科 Apiaceae
精油質地	淡黃色近無色液體
香　　氣	微辣的木材味
萃取方法	以蒸氣蒸餾法自壓碎之成熟種子中取得

精油簡介　芫荽籽精油相當溫和，容易吸收，是腸胃不適的妙方，能紓解平滑肌痙攣、腸道痙攣，促進腸道蠕動，進而幫助消化。芫荽籽還是消除脹氣和鎮定的精油，因此，不論小孩還是大人用來按摩腹部都是首選。

採收加工　八到九月份芫荽籽成熟時採收，將芫荽籽晒乾，直接用水蒸氣蒸餾方法提取精油，或先將芫荽籽壓碎製成餅狀，壓榨提取脂肪油後，再用水蒸氣蒸餾法萃取精油，得油率0.4至1.1%，100公斤芫荽籽可以萃取出1公斤精油。目前，芫荽籽精油主要產於俄羅斯、東歐、印度等地。全世界年產約

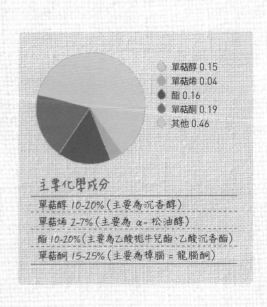

單萜醇 0.15
單萜烯 0.04
酯 0.16
單萜酮 0.19
其他 0.46

主要化學成分

單萜醇 10-20%（主要為沉香醇）	
單萜烯 2-7%（主要為 α- 松油醇）	
酯 10-20%（主要為乙酸牻牛兒酯、乙酸沉香酯）	
單萜酮 15-25%（主要為樟腦 = 龍腦酮）	

100噸，主要用於調味品。

主要功效 關節炎、腹部絞痛、感冒、循環不良、腹瀉、痛風、消化不良、偏頭痛、神經痛（尤指面部及頭部）、噁心、風溼症、神經衰弱、四肢僵硬。

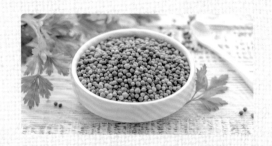

精 油 配 方

1 脹氣

配方
- 芫荽籽 4 滴
- 黑胡椒 2 滴
- 茴香 2 滴
- 佛手柑 4 滴
- 基底油 20㎖

用法 從膻中穴[1]往上導氣。

2 便祕

配方
- 芫荽籽 4 滴
- 甜橙 4 滴
- 黑胡椒 4 滴
- 基底油 20㎖

用法 順時針按摩肚子，刺激大腸蠕動。

3 刺激食欲

配方
- 芫荽籽 3 滴
- 萊姆 4 滴
- 甜橙 3 滴
- 佛手柑 2 滴
- 基底油 20㎖

用法 順時針按摩肚子及胃部。

4 滋補腸胃

配方
- 芫荽籽 5 滴
- 肉桂皮 3 滴
- 黑胡椒 4 滴
- 基底油 20㎖

用法 每天定時按摩肚子及胃部。

5 淺表胃炎

配方
- 芫荽籽 2 滴
- 德國洋甘菊 4 滴
- 有機茶樹 4 滴
- 沉香醇百里香 2 滴
- 基底油 20㎖

用法 每天兩次適量塗抹在胃部，輕輕揉至吸收即可。

蔡老師應用分享

　　芫荽籽★是非常溫和的精油，對於腸胃脹氣、感冒等具有良好的治療作用，還能導正腸胃的神經系統，作為腸胃的雙向調節劑，刺激食欲。我經常使用在神經性厭食症。芫荽籽精油也是淨化劑，它能刺激膽汁分泌，幫助消化肉類食物。芫荽籽對身體內的氣場有很好的推動作用，用於氣虛或腸道實熱引起的便祕有良好功效。

[1] 請看「三經脈」第 99 頁
★請看【麻疹】的芫荽馬蹄湯、【傷風感冒】芫荽皮蛋湯第 213 頁

快樂鼠尾草

Clary Sage

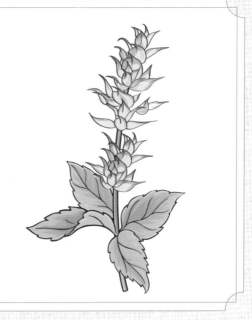

拉丁學名	*Salvia sclarea*
植物科名	脣形科 / Labiatae / Lamiaceae
精油質地	淡黃綠色近無色液體
香　　氣	甜的青草味
萃取方法	以蒸氣蒸餾法將精油自快樂鼠尾草之花朵及葉片中取出。水蒸餾法 100 公斤可以萃取出 1 公斤精油

精油簡介　快樂鼠尾草精油的化學成分很多，屬於多分子精油，具有多分子精油的特性「平衡」，而化學成分中以乙酸沉香酯占多數。另外，還有在精油中比較少出現的雙醇，導致它的在柔弱的青草氣味中透著剛強。它在幼童使用上方向不多，但是又難以替代，由於乙酸沉香酯有放鬆的作用，配合雙醇鎮定安撫的作用很適合用在小孩咳喘及哮喘。它有非常優良的放鬆作用，從大腦的中樞神經到呼吸道痙攣，比例不用高，在一個配方裡使用 1 至 3% 濃度就能發揮最好的效果。在精油的君、臣、佐、使中扮演使節的角色。快樂鼠尾草也是我在處理女性內分泌問題最經常使用的精

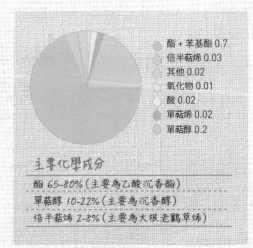

酯 + 苯基酯 0.7
倍半萜烯 0.03
其他 0.02
氧化物 0.01
酸 0.02
單萜烯 0.02
單萜醇 0.2

主要化學成分

酯 65-80% (主要為乙酸沉香酯)	
單萜醇 10-22% (主要為沉香醇)	
倍半萜烯 2-8% (主要為大根老鸛草烯)	

油之一，雖然在這些配方中快樂鼠尾草的比例最低，每次都作為配方的使者以引導配方；主要因為它的化學成分多樣性，可以使得這支精油有很好的平衡功

能，特別是作用在腦下垂體（腦下垂體是內分泌的總指揮），而個人認為，精油裡在人體內分泌系統作用主要是引導身體裡的分泌腺體正向工作；精油屬於典型的農產品，它們的品質根據栽種的土壤、雨水、天氣等發生微細的變化，這幾年我發現法國產的快樂鼠尾草的品質最穩定。

採收加工　以花和葉蒸餾精油。各地的採收期有些差異，以中國河南種植的快樂鼠尾草為例，一般在六月中下旬到七月上旬，當最先綻放花朵的花穗底端的果實近於成熟時採收為佳；也可以抽樣測定，當得油率達 0.1 至 0.12% 時開始採收。通常必須在十五天內採收完畢，如拖延時間過長，得油率將降低一半；每天下午 1 到 6 點是最佳的採收時間；雨天和有露水的早晨不宜採收。採用機械收割或人工用鐮刀採收均可，但盡量少帶枝葉，因為枝葉得油率低，且油的品質不好。一般採收即加工，在田間堆放時間不宜過長，且忌在烈日下曝晒。若放置十至十二小時，得油率會減少 50%。

主要功效　生髮、控油、放鬆神經、去粉刺、抗氣喘、腹部絞痛、抽筋、頭皮屑、腹瀉、胃脹氣、虛寒、高血壓、偏頭痛、肌肉痠痛。

快樂鼠尾草對於荷爾蒙調節並非完全依賴單一的化學成分或是雌激素，而是針對作為內分泌腺總指揮的腦下垂體進行整體調整，進而平衡整個荷爾蒙系統。有研究指出，高量使用快樂鼠尾草有可能誘發癲癇症。

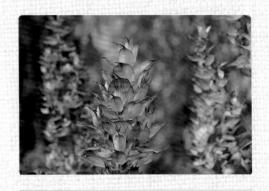

⚠ 安全須知：

使用鼠尾草精油之後絕對不可以喝酒，因為它是天然的虛幻麻醉劑，會引起幻覺，因此使用後開車也要小心。孕婦不可以使用。

精 油 配 方

(1) 緊張型胃痛

配方
- 快樂鼠尾草 2 滴
- 甜橙 4 滴
- 黑胡椒 3 滴
- 茴香 3 滴
- 基底油 20㎖

用法　每天按摩胃部。

(4) 肌肉痛

配方
- 快樂鼠尾草 3 滴
- 羅勒 3 滴
- 黑胡椒 4 滴
- 迷迭香 2 滴
- 基底油 20㎖

用法　塗抹在肌肉痛處。

(2) 慢性咽喉炎

配方
- 快樂鼠尾草 3 滴
- 歐薄荷 3 滴
- 有機茶樹 3 滴
- 綠花白千層 3 滴
- 基底油 20㎖

用法　每天抹喉嚨處。

(5) 咳喘

配方
- 快樂鼠尾草 2 滴
- 藍膠尤加利 10 滴
- 沒藥 4 滴
- 基底油 20㎖

用法　塗抹前胸、頸兩側、天突穴[1]、定喘穴[1]，並搓揉至皮膚微熱。

(3) 偏頭痛

配方
- 快樂鼠尾草 3 滴
- 羅馬洋甘菊 2 滴
- 迷迭香 2 滴
- 黑胡椒 2 滴
- 永久花 3 滴
- 基底油 10㎖

用法　塗抹在頭痛的部位。

(6) 促進頭髮生長

配方
- 快樂鼠尾草 4 滴
- 迷迭香 4 滴
- 檀香 4 滴
- 摩洛哥堅果油 20㎖

用法　每天適量抹在頭皮上，輕輕用手指指腹按摩至吸收。

蔡老師應用分享

　　快樂鼠尾草是一個多功能的精油，它具有溫暖抗痙攣的作用，特別適合使用在舒緩胃腸痙攣引起的胃部抽痛、絞痛等症狀。另外它在咽喉炎等症狀的消炎作用上很好，適合治療偏頭痛、降低血壓、減輕肌肉痛、哮喘，還有我在產婦生產時候也會使用它減輕孕婦的緊張，幫助生產。快樂鼠尾草還有一個比較特殊的功效，能幫助解決多汗及油脂旺盛的問題，除此我在生髮的配方也會用到它。

[1] 請看「三穴道」第 101 頁

羅馬洋甘菊
Chamomile Roman

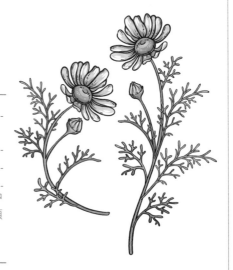

拉丁學名	*Anthemis nobilis*
植物科名	菊科 / 紫苑科 Compositae / Asteraceae
精油質地	亮藍色，接觸空氣後變黃色
香　　氣	青蘋果的味道
萃取方法	以蒸氣蒸餾法自其成熟的花朵中 取得精油。羅馬洋甘菊的花朵類 似雛菊，比德國洋甘菊的花朵大， 60公斤花朵可萃取出1公斤精油

精油簡介　羅馬洋甘菊主要化學成分為具有絕佳放鬆的酯類，這種長鏈酯極少出現在精油中，這也是羅馬洋甘菊為何放鬆效果奇佳的主要原因。羅馬洋甘菊格外適用於神經系統和皮膚系統。特別是撫慰幼小孩童，能快速使腹部疼痛得到舒緩。

　　一滴羅馬洋甘菊精油滴在腹腔神經叢上，能消除驚恐和心理上的驚嚇。這裡的腹腔神經叢指的是交感神經及副交感神經的分支，也就是脈輪中的「太陽輪」，在胸骨下方凹陷處的位置，再往下約一公分的區域。

採收加工　羅馬洋甘菊的舌狀花開展

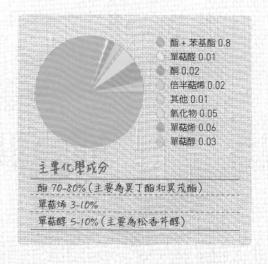

酯 + 苯基酯 0.8
單萜醛 0.01
酮 0.02
倍半萜烯 0.02
其他 0.01
氧化物 0.05
單萜烯 0.06
單萜醇 0.03

主要化學成分

酯 70-80%（主要為異丁酯和異戊酯）
單萜烯 3-10%
單萜醇 5-10%（主要為松香芹醇）

時，即可採摘。採摘時，宜在晴天上午露水乾後進行。採摘頭狀花序要輕，不要拉斷植株，以免影響以後植株生長，減少後期的採花量。採收後的花朵，攤

開晒乾或在 60 度以下的低溫乾燥機中烘乾。乾燥花或鮮花，均可採用水蒸氣蒸餾法生產精油，得油率 0.32 至 1%。羅馬洋甘菊精油主產於比利時、法國、英國、義大利、匈牙利、摩洛哥，世界年產量約 3 噸。

主要功效　類似德國洋甘菊，將花朵晒乾當作草藥內服時，可用於發燒、消化不良、噁心、經痛、失眠症狀。以精油形式外用時，則對以下症狀具良好功效：潰瘍、溼疹、防止蚊蟲叮咬。羅馬洋甘菊精油為亮藍色，接觸空氣後會轉變為黃色。另一種顏色較深的德國洋甘菊品種，常用於製作食物的染色劑。羅馬洋甘菊也常用於製造肥皂、洗髮精。美麗的頭髮若以洋甘菊精油潤絲，則會更加柔順健康。

精 油 配 方

(1) 寶寶安睡（乳液）

配方
- 羅馬洋甘菊 2 滴 ● 無香乳液 20㎖
- 高山薰衣草 2 滴
- 橙花 1 滴

用法　每天睡覺前輕撫按摩寶寶全身。

(2) 寶寶安睡（薰香）

配方
- 羅馬洋甘菊 2 滴
- 甜橙 2 滴

用法　精油加入薰香機裡薰香。

(3) 腸胃脹氣

配方
- 羅馬洋甘菊 3 滴 ● 甜橙 2 滴
- 廣藿香 1 滴 ● 基底油 20㎖
- 黑胡椒 1 滴

用法　每天按摩肚子，去除脹氣、養脾胃。

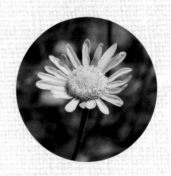

(4) 神經型胃痛

配方
- 羅馬洋甘菊 3 滴
- 橙花 2 滴
- 高山薰衣草 2 滴
- 芫荽籽 2 滴
- 基底油 20㎖

用法　按摩胃部。

(5) 哮喘（按摩油）

配方
- 羅馬洋甘菊 3 滴
- 橙花 2 滴
- 松紅梅 3 滴
- 土木香 1 滴
- 馬鞭草酮迷迭香 2 滴
- 基底油 20㎖

用法　抹在前胸到頸部。

(6) 哮喘（紙巾吸嗅）

配方
- 羅馬洋甘菊 1 滴
- 橙花 1 滴
- 綠花白千層 1 滴
- 藍膠尤加利 1 滴

用法　滴在紙巾上吸聞。

(7) 舒緩敏感皮膚

配方
- 羅馬洋甘菊 5 滴
- 穗花薰衣草 2 滴
- 羅馬洋甘菊純露 50㎖
- 無香乳液 50㎖

用法　在洗澡水裡加入一杯羅馬洋甘菊純露。然後每天早上和洗完澡後抹乳液於全身，輕輕按摩至吸收。

蔡老師應用分享

　　羅馬洋甘菊是最溫和的精油，連剛剛出生的寶寶及重病老人也適合使用，對於皮膚敏感的人來講它是可以長期使用的。另外，因為羅馬洋甘菊化學成分裡帶有一個長鏈酯，使得它安撫神經系統的作用很好。每次給剛出生的寶寶做安睡乳液及腸胃脹氣按摩油，我總是會加入羅馬洋甘菊精油，只要一點點，它那青蘋果的味道使人很迷醉。它安撫神經系統的作用也體現在舒緩肌肉疼痛及消化系統上，例如：神經緊張引起的胃痛；還有哮喘治療上用來安撫神經。

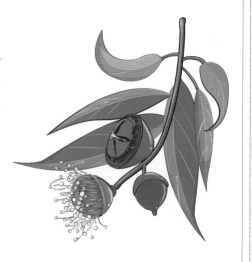

藍膠尤加利
Eucalyptus Blue Gum

拉丁學名	*Eucalyptus globulus*
植物科名	桃金孃科 Myrtaceae
精油質地	淡黃色流體
香　氣	具清涼感，略有幾分樟腦味，有辣的清涼感
萃取方法	以蒸氣蒸餾法自桉樹（尤加利樹）新鮮或半乾的葉片，以及初生的嫩枝中取得

精油簡介　藍膠（藍桉）尤加利是良好的免疫刺激劑，適用於經常感到疲倦、精力衰退、容易感冒的人使用。藍膠尤加利還有另外一個重要的功能，它有很強的殺菌和殺病毒能力，吸入它的蒸氣是有效治療感冒的天然方法，不但可以舒緩感冒引起的鼻塞，還可以抑制感冒病毒的滋生。在傳染病流行期間，噴灑藍膠尤加利，可以藉此消滅空氣中70%的金黃色葡萄球菌。

感冒和支氣管炎時候，可以用藍膠尤加利、沉香醇百里香、醒目薰衣草、松節油4：2：1：2；讓病人吸入。藍膠尤加利還可以幫助高燒病人退燒。

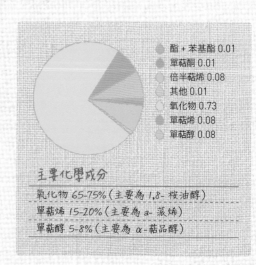

酯＋苯基酯 0.01
單萜酮 0.01
倍半萜烯 0.08
其他 0.01
氧化物 0.73
單萜烯 0.08
單萜醇 0.08

主要化學成分

氧化物 65-75%（主要為 1,8- 桉油醇）	
單萜烯 15-20%（主要為 a- 蒎烯）	
單萜醇 5-8%（主要為 α-萜品醇）	

主要功效　燒傷、水泡、細菌引起之皮膚炎、黴菌引起之皮膚炎、水痘、糖尿病、頭痛、皰疹、蚊蟲咬傷、偏頭痛、肌肉痠痛、神經痛、耳炎、風溼痛、鼻

竇炎、病毒感染。藍膠尤加利樹精油含氧率高，是非常好的呼吸系統治療油，對氣喘、流行性感冒、上呼吸道感染（支氣管炎、咳嗽）、淋巴腺感染等，極具功效。

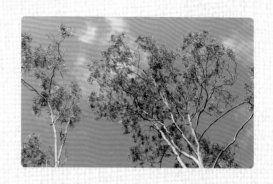

精 油 配 方

① 提升免疫力

配方
- 藍膠尤加利 3 滴 ● 羅文莎葉 3 滴
- 綠花白千層 2 滴 ● 沉香醇百里香 2 滴
- 有機茶樹 2 滴

用法　薰香。

② 支氣管炎（按摩油）

配方
- 藍膠尤加利 3 滴 ● 基底油 15㎖
- 沒藥 2 滴
- 松紅梅 3 滴

用法　複方精油加入基底油中，主要按摩前胸及後背的上半部[1]。

③ 驅蚊

配方
- 藍膠尤加利 15%
- 檸檬香茅 15%
- 酒精 70%

用法　裝在噴瓶裡，每次使用前先搖勻，噴灑在空氣中。

[1] 請見「三稜脈」第 99-100 頁

④ 支氣管炎（紙巾吸嗅）

配方
- 藍膠尤加利 4 滴
- 歐白芷 2 滴
- 有機茶樹 2 滴

用法　紙巾吸入法。

⚠ **支氣管炎的治療須知：**

紙巾吸入法和日常使用的薰香機分別在於，紙巾吸入法是強迫性吸入，非常安全有效，可針對支氣管炎及哮喘、咳嗽這一類的呼吸道問題；而薰香機的薰香用在提升免疫力比較優。支氣管炎除了按摩，最好配合紙巾吸入法，把 6 至 9 滴精油滴在紙巾上，輕輕蓋在嘴巴、鼻子上，吸入十五到二十分鐘，直到氣味比較淡即可。按摩及紙巾吸入法每天三至五次，按照情況嚴重程度自行調節。

蔡老師應用分享

藍膠尤加利是我日常使用最多的其中一支精油，無論是提升免疫力，還是感冒、咳嗽、鼻炎、鼻竇炎都會用到它。

檸檬尤加利

Eucalyptus Lemon

拉丁學名	*Eucalyptus citriodora*
植物科名	桃金孃科 Myrtaceae
精油質地	淡黃綠色近無色液體
香　　氣	甜香脂帶清香之橙味
萃取方法	以蒸氣蒸餾法，自桉樹（尤加利樹）葉片及嫩枝中取得

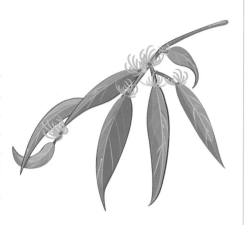

精油簡介　檸檬尤加利對皮膚和黏膜的刺激比藍膠尤加利小得多，治療單純皰疹、帶狀皰疹也優於藍膠尤加利，塗抹檸檬尤加利能有效緩解皰疹帶來的疼痛。檸檬尤加利用於按摩油中，可以減輕關節痛、肌肉痛以及組織發炎帶來的疼痛。

　　檸檬尤加利主要的療效在於生殖系統、泌尿系統的發炎和膀胱炎，它具有的檸檬清香能喚起活力，幫助提振精神及集中注意力，所以時常被用於強化體力。對於疲勞、虛弱無力、筋疲力盡等狀況有很好的提振效果。

主要功效　氣喘、鏈球菌感染、割傷、

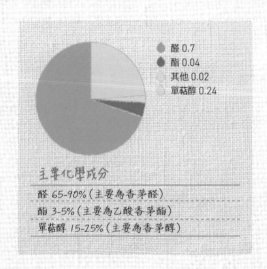

醛 0.7
酯 0.04
其他 0.02
單萜醇 0.24

主要化學成分

醛 65-90%（主要為香茅醛）	
酯 3-5%（主要為乙酸香茅酯）	
單萜醇 15-25%（主要為香茅醇）	

感冒、頭皮屑、發燒、皰疹、過敏性皮膚（水痘）、感染性病症、蚊蟲咬傷、各種疼痛。尤加利精油對任何黴菌感染皆很有效，如香港腳。與藍膠尤加利

相同，檸檬尤加利亦能用作藥皂、清潔劑，也可用於芳香劑及香水。此兩種尤加利樹皆具醫療特性，亦常被用於治療傷風及流行性感冒的蒸氣治療藥品中。

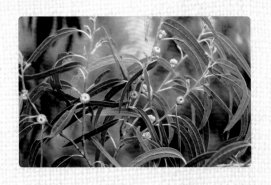

精 油 配 方

1 預防感冒

配方
- 檸檬尤加利 3 滴
- 桃金孃 2 滴
- 有機茶樹 2 滴
- 基底油 10㎖

用法　塗抹在於胸口和背部脊椎兩側[1]，手掌輕輕貼皮膚上快速上下來回搓至油完全被吸收。

2 提升免疫力

配方
- 檸檬尤加利 2 滴
- 綠花白千層 2 滴
- 沉香醇百里香 2 滴
- 純牛奶 1 湯匙

用法　將精油滴入牛奶中混合，再倒入溫水裡泡澡。

3 咳嗽

配方
- 檸檬尤加利 3 滴
- 絲柏 2 滴
- 藍膠尤加利 2 滴
- 基底油 10㎖

用法　將精油塗在前胸、後背上半部，以及雙手的肺經經絡[1]，並用手搓熱這些部位。

4 激勵身體機能

配方
- 檸檬尤加利 2 滴
- 迷迭香 2 滴
- 雪松 2 滴
- 浴鹽 1 茶匙

用法　將精油滴入浴鹽，再倒入溫水裡泡澡。

蔡老師應用分享

　　檸檬尤加利在我兩個兒子小時候用得最多，特別是我大兒子；雖說它主要成分是桉油醛，沒有處理呼吸道問題的 1,8- 桉油醇，但是對付嬰幼兒的感冒、咳嗽，它很好用。我大兒子小時候胃特別淺，好不容易把他餵飽了，然後一聲咳嗽，吃的飯都吐光了，這時候我主要用檸檬尤加利 4 至 5 滴，加入約 2 至 3 毫升基底油裡搓他前胸，基本上二至三分鐘可以止住他咳嗽。

[1] 請見「三經脈」第 98-100 頁

甜茴香

Fennel, sweet

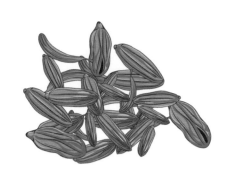

拉丁學名	*Foeniculum vulgare var. dulce*
植物科名	繖形花科 Umbelliferae
精油質地	淡黃色流體
香　　氣	似大茴香之甜辣味
萃取方法	搗碎的種子，經過水蒸餾 50 公斤可以萃取出 1 公斤精油

精油簡介　芳療上用的茴香精油有苦茴香和甜茴香兩種，苦茴香主要用於製作咳嗽糖漿和其他的藥劑。我們芳療上常用的是甜茴香，我們常常在煎烤肉類食物時見到它。甜茴香精油主要用來幫助消化，而比較特別的是它含有比較多的醚類和茴香酮使得它在消化系統問題上有出色的表現，無論是暈車暈船，還是脹氣消化不良，便祕等皆有良好的功效。另外，在腸胃炎及胃痛的配方裡加入它會有事半功倍的效果。

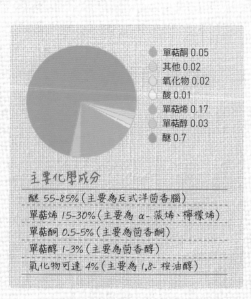

單萜酮 0.05
其他 0.02
氧化物 0.02
酸 0.01
單萜烯 0.17
單萜醇 0.03
醚 0.7

主要化學成分

醚 55-85%（主要為反式洋茴香腦）
單萜烯 15-30%（主要為 α-蒎烯、檸檬烯）
單萜酮 0.5-5%（主要為茴香酮）
單萜醇 1-3%（主要為茴香醇）
氧化物可達 4%（主要為 1,8-桉油醇）

採收加工　七到九月份果實成熟時採收，將果實晒乾，去雜。果實加工前均需破碎，直接用水蒸氣蒸餾方法提取精油，或先將果實壓榨提取脂肪油後，將果乾再用水蒸氣蒸餾法提取精油。榨籽所得的精油得油率 1 至 6%。

主要功效　消化不良、月經不調、氣喘、支氣管炎、瘀傷、蜂窩性組織炎、胃脹氣、胃痛、痛風、尿道發炎（膀胱炎）、便祕、風溼症。茴香茶可治療便祕、腹瀉、感冒及刺激乳汁分泌。茴香茶之用途亦包含月經不順、咳嗽及支氣管炎。茴香精油若用於醫療藥方，可適用於通便及消除脹氣之藥劑，亦能作為沖洗眼睛及漱口之藥水。

> ⚠ **安全須知：**
>
> 孕婦、癲癇患者禁止使用。高劑量情況使用會有輕微神經性毒性。此外，絕對不可使用苦茴香所萃取的精油。因為具有類似荷爾蒙的功用，所以不適合用於由雌激素引起的癌症患者身上。

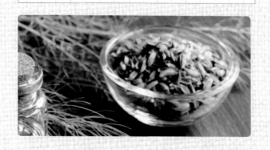

精 油 配 方

① 腸胃脹氣

配方
- 甜茴香 4 滴
- 橘子 2 滴
- 歐薄荷 2 滴
- 佛手柑 4 滴
- 基底油 20㎖

用法　用在肚子上順時針按摩。

② 尿道炎

配方
- 甜茴香 5 滴
- 茶樹 5 滴
- 白酒 20㎖

用法　精油滴在白酒裡乳化後，倒入裝溫水的臉盆裡坐浴五分鐘。

③ 調養脾胃

配方
- 甜茴香 3 滴
- 廣藿香 3 滴
- 黑胡椒 3 滴
- 基底油 20㎖

用法　每天洗澡後用配方按摩肚子一次。

④ 滋養脾胃

配方
- 甜茴香 4 滴
- 黑胡椒 2 滴
- 甜橙 4 滴
- 廣藿香 2 滴
- 基底油 20㎖

用法　每天按摩肚子及胃部。

蔡老師應用分享

　　甜茴香也是我們的一種食材調味料，它可強化消化系統，治療噁心、反胃、脹氣、消化不良、腸絞痛、腸道淋巴結炎，以及便祕。甜茴香和杜松是兩種強利尿的精油，所以經常用在減肥、消水腫的配方中。和波旁天竺葵一樣，甜茴香有平衡內分泌功能，豐胸、健胸以及催乳也是甜茴香精油的功效。

生薑
Ginger

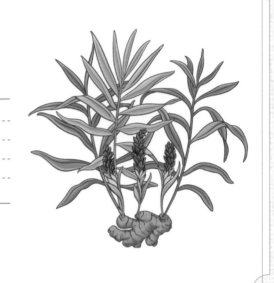

拉丁學名	*Zingiber officinale*
植物科名	薑科 Zingiberaceae
精油質地	淡黃色或綠色液體
香　　氣	微辣的木材味
萃取方法	蒸餾根莖

精油簡介　生薑精油在印度的生產量最大，中國也是生產大國。全世界每年精油產量約 55 噸。生薑具有刺激循環系統、擴張血管、消除呼吸器官及肺部發炎、防止內臟痙攣及通氣等特性。在印度，生薑被用於治療大部分的疾病，小至感冒大至接骨。

採收加工　薑（塊莖）的收穫時間因使用目的而有所不同。新鮮塊狀根莖清洗後切片，立即進行水中蒸餾或冷榨後再蒸餾。蒸餾時間約二十小時，得油率 0.15 至 0.3%。如果是乾薑，應先磨碎成粗粉，再直接用水蒸氣回水蒸餾法，蒸氣壓力維持在 0.347Mpa，蒸餾十六

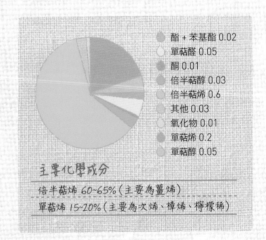

- 酯 + 苯基酯 0.02
- 單萜醛 0.05
- 酮 0.01
- 倍半萜醇 0.03
- 倍半萜烯 0.6
- 其他 0.03
- 氧化物 0.01
- 單萜烯 0.2
- 單萜醇 0.05

主要化學成分

倍半萜烯 60~65%（主要為薑烯）
單萜烯 15~20%（主要為次烯、檸烯、檸檬稀）

至二十小時，得油率 1.5 至 2.5%。一般蒸餾所得的薑油辣味較少，具生薑香氣。也有將鮮薑粉碎成細度 200 目的小顆粒，用 CO_2 超臨界法萃取精油。

主要功效 關節炎、鼻塞、充血、咳嗽、感冒、腹瀉、消化不良、病後身體虛弱、陽痿、流行性感冒、食欲不振、肌肉痠痛、噁心、循環不良、風溼症、扭傷及拉傷、扁桃腺炎、暈（機 / 車 / 船）。

⚠ **安全須知：**
生薑精油十分溫和，無毒性也不刺激。治急標（如受寒腹瀉），滴 6-8 滴加在腸胃膏裡，拿來搓肚子，五分鐘就會止瀉。不過，平時宜稀釋到低濃度 2-3%。

精 油 配 方

① 胃寒型消化不良、胃痛

配方
- 生薑 3 滴
- 甜橙 4 滴
- 廣藿香 2 滴
- 黑胡椒 3 滴
- 基底油 20㎖

用法 每天按摩胃部及肚子。

③ 腹瀉

配方
- 生薑 6 滴
- 黑胡椒 4 滴
- 廣藿香 2 滴
- 甜橙 4 滴
- 基底油 20㎖

用法 逆時針在肚子上搓圈。

② 風寒感冒

配方
- 生薑 4 滴
- 黑胡椒 4 滴
- 迷迭香 4 滴
- 基底油 10㎖

用法 雙手上下來回搓熱雙手的肺經[1]經絡。

④ 暈車暈船

配方
- 生薑 12 滴
- 羅馬洋甘菊 4 滴
- 真正薰衣草 4 滴
- 基底油 20㎖

用法 坐車前用配方按摩肚子，胃部三至五次。

蔡老師應用分享

　　生薑精油溫中散寒的效果很好，現代人的體質多偏寒溼，就很適合用生薑精油，特別適用在風寒引起的感冒。它可以調和、穩定消化系統，增加胃液的分泌；同樣也適合用在治療噁心、暈車暈船等症狀。還有，風溼性關節炎配方裡不可缺少它。生薑還可以刺激血液循環，但是千萬不可以用在泡澡上，因為很容易血液循環過猛而導致暈眩。我有一個學生老公脾胃寒涼，但是還是愛吃冰的東西。有一次夏天，吃了剛剛從冰箱裡拿出來的西瓜不到一小時就腹瀉三次，學生用生薑 3 滴、黑胡椒 3 滴、甜橙 2 滴、廣藿香 2 滴，但是還是沒有止住。微信上問我，我只是讓學生把薑的量提升到 10 滴，就抹了一次，腹瀉就止住了。其實就是配方及精油比例要按照個人年紀及實際情況來調整，這裡配方的精油比例是為小朋友制定的，但是偶爾情況特殊的還是要按照實際情況微微調整一下，才能得到最好的效果。

[1] 請看「三經脈」 第 98 頁

永久花

Helichrysum

拉丁學名	*Helichrysum angustifolium*
植物科名	菊科 Compositae
精油質地	微微的黃色
香　氣	具有強烈的水果味，清新的麥稈香氣；就像乾燥的稻草味道
萃取方法	水蒸氣蒸餾法取自新鮮花朵

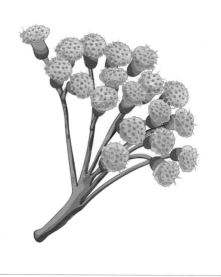

精油簡介　永久花是非常溫和及安全的精油，不會刺激皮膚，幾乎所有的敏感皮膚也適合用；無論是對皮膚黏膜或是對胸腔問題，非常適合嬰幼兒作為保養油使用。

永久花具有促進皮膚細胞再生能力。另外，因為是菊科植物所以也具備疏肝清肝明目作用，和羅馬洋甘菊是最好的組合。它帶有的倍半萜酮、雙酮的特性，使得它美白及消除黑眼圈的效果很好。

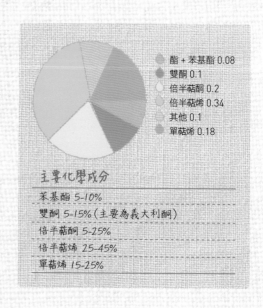

- 酯 + 苯基酯 0.08
- 雙酮 0.1
- 倍半萜酮 0.2
- 倍半萜烯 0.34
- 其他 0.1
- 單萜烯 0.18

主要化學成分

苯基酯 5-10%	
雙酮 5-15%（主要為義大利酮）	
倍半萜酮 5-25%	
倍半萜烯 25-45%	
單萜烯 15-25%	

採收加工　夏秋的季節是永久花開花期，鮮花採收後及時採用水蒸氣蒸餾法提取精油。市面販售的永久花種類很多，只有義大利永久花才能提取最好的永久花精油。

主要功效　促進細胞生長，修復組織和增強各個器官的活力，具有殺菌、消炎、抗痙攣作用，還可以清除肺部黏液，放鬆神經、促進睡眠。它對免疫系統有增強作用，可用於抑制感染；也有穩定血壓作用。永久花也有助於消化，減少肝臟和脾臟充血，能使膽汁規律分泌。

精 油 配 方

① 哮喘

配方
- 永久花 3 滴
- 印度檀香 5 滴
- 橙花 2 滴
- 羅馬洋甘菊 2 滴
- 松紅梅 1 滴
- 荷荷芭油 20㎖

用法　每天三至四次，適量油揉搓前胸，塗抹天突穴及定喘穴[1]，稍稍用力搓熱天突穴及定喘穴。

② 久咳

配方
- 永久花 2 滴
- 絲柏 2 滴
- 印度檀香 3 滴
- 藍膠尤加利 5 滴
- 基底油 20㎖

用法　將精油塗在前胸、後背上半部，以及雙手的肺經經絡[2]，並用手搓熱這些部位。

③ 溼疹

配方
- 永久花 3 滴
- 沒藥 2 滴
- 穗花薰衣草 5 滴
- 德國洋甘菊 2 滴
- 基底油 20㎖

用法　按摩患處。

④ 修復疤痕

配方
- 永久花 6 滴
- 穗花薰衣草 3 滴
- 廣藿香 3 滴
- 基底油 20㎖

用法　抹在患處。

⑤ 養護呼吸系統

配方
- 永久花 3 滴
- 絲柏 3 滴
- 基底油 20㎖

用法　每天按摩前胸呼吸道[2]。

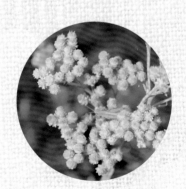

[1] 請看「三穴道」第 101 頁
[2] 請看「三經脈」第 98-100 頁

精 油 配 方

⑥ 寶寶安睡

配方
- 永久花 3 滴
- 高地薰衣草 3 滴
- 基底油 20㎖

用法 按摩全身；或相同配方加入一湯匙純牛奶，倒入溫水裡泡澡。

⑦ 針眼（眼跳針）

配方
- 永久花 6 滴
- 松紅梅 2 滴
- 沒藥 6 滴
- 葡萄籽油 20㎖
- 德國洋甘菊 4 滴

用法 用棉花棒沾滿配方後直接塗抹患處，每天二至六次。

⑧ 寶寶滋潤霜

配方
- 永久花 2 滴
- 滋潤乳霜 50㎖
- 羅馬洋甘菊 2 滴
- 真正薰衣草 2 滴

用法 每天給寶寶抹身體，滋養皮膚效果很好。而對於寶寶不小心跌倒或撞傷，馬上塗抹永久花純精油 1 滴可以有效預防瘀青腫脹。

▲給寶寶直接塗純精油 1 滴是 OK 的，永久花精油非常溫和，是少數幾種可以直接塗抹的精油之一。

蔡老師應用分享

　　我每次帶兒子出去，無論只是一個上午或是出國旅遊，包包裡一定會有它，因為它用於孩子跌倒撞傷去瘀青腫脹特別有效；永久花它還有極佳的抗痙攣作用，用於新生兒寶寶的氣喘、百日咳及痙攣引起的過敏咳嗽，它的化學成分含有雙酮使得它同時化痰效果很好，我常常用它和松紅梅搭配用在小朋友的哮喘配方裡。另外，它對於鼻子過敏也非常有效。

穗花薰衣草

Lavender, spike

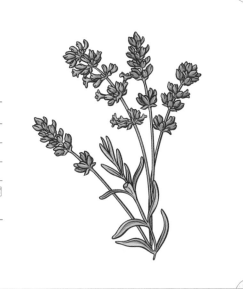

拉丁學名	*Lavandula latifolia*
植物科名	脣形科 Labiatae
精油質地	鮮黃或淡黃色流體
香　　氣	辛辣的樟腦香味
萃取方法	以水氣蒸餾法蒸餾自整株開花植物

精油簡介　穗花薰衣草最大作用是在皮膚上的修復調理，還有它止痛、抗風溼、驅風利膽的效果很好。穗狀花薰衣草精油具有激勵、活化的作用，能刺激腦部活動，強化邏輯思考能力和記憶力。

穗花薰衣草是所有薰衣草裡抗菌能力最好的，但是卻無損天然皮膚及黏膜裡的益菌。經過科學的實驗證明，穗花薰衣草能抑制結核桿菌的生長，這使得醫學人士興趣大增，畢竟，有愈來愈多的結核桿菌病原體對許多的抗生素產生抗藥性。

穗花薰衣草精油能幫助治療感冒和支氣管炎，它和樟腦迷迭香同樣含有樟腦成分，能強化心臟能力。

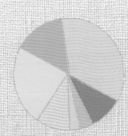

- 酯＋苯基酯 0.04
- 倍半萜烯 0.03
- 其他 0.1
- 氧化物 0.23
- 單萜烯 0.15
- 單萜醇 0.35
- 單萜酮 0.1

主要化學成分

氧化物 20-25%（主要為 1,8- 桉油醇）
單萜醇 30-40%（芳香醇、萜品醇）
單萜酮 10-20%（主要為樟腦＝龍腦酮）

桉油酚（Cineole）、伽羅木醇（Linalol）、樟腦（Camphor）、乙烯（Terpenes）、α- 與 β- 松油精（Alpha & BetaPinene）。

採收加工　夏季薰衣草花盛開時候採集新鮮的花穗，以蒸餾法萃取出精油，得油率 2 至 3%。所有薰衣草都是以新鮮蒸餾出來的精油藥用價值最高，但是新鮮的薰衣草水分含量較高，得油率較低；乾燥後的薰衣草蒸餾時得油率會比較高，但是治療效果就會打折扣。

主要功效　主要用於皮膚修復，以及促進皮膚再生。

精 油 配 方

1 濕疹

配方
● 穗花薰衣草 4 滴　● 綠花白千層 3 滴
● 德國洋甘菊 2 滴　● 基底油 20㎖
● 紅沒藥 3 滴

用法　每天多次塗抹患處，輕輕揉按至完成吸收。

2 感冒初期

配方
● 穗花薰衣草 4 滴　● 有機茶樹 3 滴
● 沉香醇百里香 2 滴　● 基底油 20㎖
● 羅文莎葉 3 滴

用法　將精油塗在前胸、後背上半部，以及雙手的肺經經絡[1]，並用手搓熱這些部位。或將 3 滴複方精油抹在口罩上（吸嗅法）。

3 尿布疹

配方
● 穗花薰衣草 2 滴　● 基底油 20㎖
● 德國洋甘菊 2 滴
● 羅馬洋甘菊 1 滴

用法　每次洗完屁屁後，抹患處，輕輕揉按至完全吸收。

4 寶貝安睡

配方
● 穗花薰衣草 3 滴　● 基底油 20㎖
● 羅馬洋甘菊 3 滴
● 甜橙 3 滴

用法　洗澡後用配方按摩全身至吸收。

蔡老師應用分享

　　穗花薰衣草對皮膚各種炎症的治療及修復，效果特別好。各種的濕疹、皮膚燒傷和一切開放性傷口用它效果非常好；雖然它缺乏明顯的鎮靜效果，卻可用於提神醒腦，讓整個思緒清晰；在皮膚及黏膜上有強大的殺菌和抗病毒能力，很適合用於強化慢性支氣管炎、喉嚨發炎等呼吸道疾病的配方。

[1] 請看「三經脈」第 98-100 頁

檸檬
Lemon

拉丁學名	*Citrus limonum*
植物科名	芸香科 Rutaceae
精油質地	淡黃綠色液體
香　氣	清新強烈的柑橘味
萃取方法	以冷壓法自檸檬皮中取得。而生檸檬又比成熟的檸檬能產生更多的精油

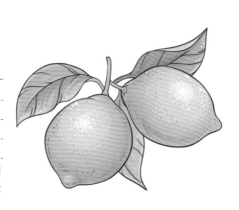

精油簡介　檸檬有極佳的抗發炎效果，少許劑量就可以使人頭腦清晰、清醒、愉快、有創造力和擁有平衡的情緒。前幾年開始，英國致力研究精油抗癌成效（主要為抑制癌細胞生長），尤其是檸檬精油的效果。

檸檬精油裡含的單萜烯可能產生刺激性。對敏感、乾燥肌膚，以及使用在幼兒、老年人身上時，使用率低於 0.5% 濃度，就不會產生此類問題，建議在晚上使用。

幾乎所有柑橘類的最佳產地皆為西西里島。當地的天氣、火山灰地質和長時間陽光照射，都是檸檬品質優良、香氣和諧的關鍵原因。

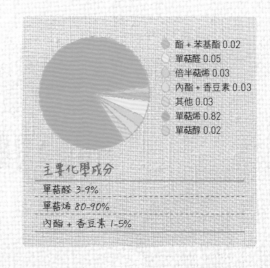

酯 + 苯基酯 0.02
單萜醛 0.05
倍半萜烯 0.03
內酯 + 香豆素 0.03
其他 0.03
單萜烯 0.82
單萜醇 0.02

主要化學成分

單萜醛	3-9%
單萜烯	80-90%
內酯 + 香豆素	1-5%

採收加工　檸檬鮮果成熟後採收，鮮果皮經過冷磨後直接壓榨，得到冷榨油後加壓蒸餾。

主要功效　粉刺、貧血、關節炎、氣喘、指甲易斷、燒傷、支氣管炎、蜂窩組織炎、凍瘡、鼻塞、感冒、雞眼、刀傷、消化不良、發燒、高血壓、流行性感冒、發炎、蚊蟲咬傷、肥胖、油性皮膚、傷疤、喉嚨發炎、靜脈曲張。

> ⚠ **安全須知：**
>
> 具輕度光敏性，使用後避免停留在陽光直射的地方。由於具有輕微的刺激性，最好稀釋成 0.5% 使用。

精 油 配 方

① 寶貝嘔吐

配方
- 檸檬 8 滴
- 生薑 4 滴
- 甜茴香 4 滴
- 基底油 20㎖

用法　用配方按摩胃部及肚子。

② 空氣殺菌，提升免疫力

配方
- 檸檬 5 滴
- 有機茶樹 3 滴
- 穗花薰衣草 1 滴

用法　薰香。

③ 集中注意力

配方
- 檸檬 3 滴
- 歐薄荷 3 滴

用法　薰香。

④ 提高免疫力

配方
- 檸檬 2 滴
- 穗花薰衣草 3 滴
- 羅文莎葉 2 滴

用法　滴入純牛奶裡，加入溫水裡泡澡。

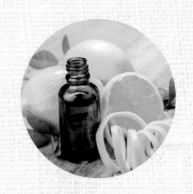

⑤ 促進食欲

配方
- 檸檬 6 滴
- 萊姆 6 滴
- 甜橙 4 滴
- 基底油 20㎖

用法 用配方按摩胃部及肚子。

⑥ 刺激食欲

配方
- 檸檬 3-5 滴

用法 滴在一邊袖口聞香，或每餐飯前半小時薰香。

⑦ 雞眼、疣

配方
- 檸檬 6 滴

用法 滴在棉花球裡，敷在雞眼上面，用膠布封著，四小時換一次，每天兩次。

⑧ 趕走流感

配方
- 檸檬 4 滴
- 桃金孃 6 滴
- 有機茶樹 6 滴
- 綠花白千層 4 滴
- 基底油 20㎖

用法 用配方按摩全身。

蔡老師應用分享

　　檸檬精油的氣味很清新，比較強烈，所以可以讓人頭腦清醒，在日本有家銀行在冷氣出風口滴了檸檬精油，發現員工出錯機率降低一半。檸檬精油有很好的淡斑作用，但是它是直接腐蝕掉斑點，所以使用時候必須很小心。一般芝麻大小的雀斑我會用棉花棒沾取 50% 的檸檬精油和玫瑰果油塗在雀斑上；超過芝麻大小的就得要好好計算劑量了，要很謹慎使用，避免皮膚灼傷。

　　另外，檸檬精油和其他柑橘類精油一樣有強烈的光敏性，我會在孩子做功課時薰香檸檬精油；檸檬精油最重要的作用是刺激白血球生成，保護人體，提高抗感染的能力。檸檬精油的殺菌能力很好，適合在流感季節薰香。它還能調節人體的循環系統，我經常用它作為關節排毒配方，例如痛風、關節炎及增加血管彈性，適合用在預防高血壓及靜脈曲張上。

沒藥
Myrrh

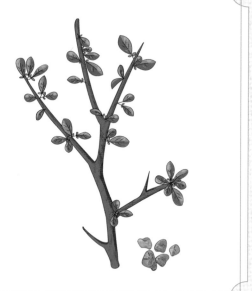

拉丁學名	*Commiphoraa myrrha*
植物科名	橄欖科 Burseraceae
精油質地	有兩種質地。以蒸餾法萃取的精油顏色為淡黃色至琥珀色；以溶劑萃取法萃取的樹脂油顏色為深紅色
香　　氣	帶著藥草氣味的甜香，溫暖、辛辣、濃郁的樹脂味
萃取方法	以蒸餾法自樹皮滲出的樹脂中取得精油

精油簡介　沒藥亦是口腔發炎時良好的漱口劑，因其能溫和地消毒口腔內的細菌，並能局部刺激口腔黏膜組織。沒藥能用於酊劑、牙膏等產品，並對治療潰爛的牙齦深具功效。由於擁有癒合疤痕和再生功能，沒藥在除皺面霜、皮膚滋養劑、化妝品、香水、香皂工業中都是重要的成分。另外，紅沒藥比起沒藥多了 α-紅沒藥醇的成分，所以消炎藥效果更好，能抗敏、鎮定皮膚。

主要功效　驅蟲劑、氣喘、香港腳、閉經、支氣管炎、鼻塞、感冒、咳嗽、腹瀉、消化不良、胃脹氣、齒齦炎、痔瘡、老化現象、口腔發炎、皮膚病（溼疹、錢癬、外傷）、食欲不振、陰道炎。

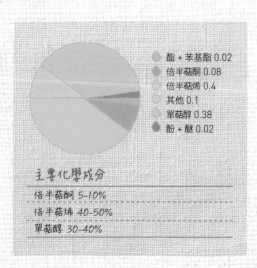

- 酯 + 苯基酯 0.02
- 倍半萜酮 0.08
- 倍半萜烯 0.4
- 其他 0.1
- 單萜醇 0.38
- 酚 + 醚 0.02

主要化學成分

倍半萜酮	5-10%
倍半萜烯	40-50%
單萜醇	30-40%

▲沒藥酊劑製作法：建議使用紅沒藥，將約 50 克紅沒藥樹脂放入 200 毫升高粱酒或伏特加酒裡面浸泡三個月，有空要搖晃一下，促進紅沒藥的有效成分可以融合在酒裡。熟成後用紗布過濾紅沒藥，並將酊劑裝入深色瓶內，放置於陰涼處，保存最多 2 至 3 年。

精油配方

1 支氣管炎

配方
- 沒藥 5 滴
- 藍膠尤加利 3 滴
- 馬鞭草酮迷迭香 3 滴
- 桃金孃 2 滴
- 基底油 20㎖

用法 將精油塗在前胸、後背上半部，以及雙手的肺經經絡[1]，並用手搓熱這些部位。

2 鼻炎、鼻敏感

配方
- 沒藥 5 滴
- 綠花白千層 3 滴
- 雪松 3 滴
- 絲柏 3 滴
- 基底油 20㎖

用法 用棉花棒塗鼻腔裡。

3 流行感冒

配方
- 沒藥 4 滴
- 羅文莎葉 4 滴
- 有機茶樹 4 滴
- 基底油 20㎖

用法 將精油塗在前胸、後背上半部，以及雙手的肺經經絡[1]，並用手搓熱這些部位。

4 雞眼、疣

配方
- 沒藥 4 滴
- 花梨木 4 滴
- 德國洋甘菊 2 滴
- 安息香 2 滴
- 基底油 20㎖

用法 抹患處。

5 尿布疹

配方
- 沒藥 2 滴
- 羅馬洋甘菊 2 滴
- 穗花薰衣草 2 滴
- 無香乳液 20㎖

用法 抹患處。

6 季節性腹瀉

配方
- 沒藥 4 滴
- 生薑 4 滴
- 甜橙 2 滴
- 廣藿香 2 滴
- 基底油 20㎖

用法 逆時針按摩肚子。

蔡老師應用分享

紅沒藥（Opoponax）是我這幾年很喜歡的精油，除了把它和千葉玫瑰混合當香水用，還經常用它搭配其他的精華液抹臉。紅沒藥精油是肺部良好的殺菌劑，也是喉嚨祛痰劑、收斂劑，孩子的鼻炎、鼻敏感和氣管炎、支氣管炎及中耳炎配方裡我都有用紅沒藥。

對於皮膚傷疤的癒合、溼疹，及任何症狀的癢都具止癢作用。它是生長在中東乾燥沙礫地方，是從樹幹裂開後流出來的樹脂，因此對皮膚乾燥、祛皺等非常好。根據它生長的特點，我還把它應用到脂漏性皮膚炎、舒肝等配方裡。除此之外，女性的生殖系統炎症、陰道炎、盆腔炎，用紅沒藥是非常好的。

[1] 請看「三經脈」第 98-100 頁

橙花

Neroli

拉丁學名	*Citrus aurantium var. amara*
植物科名	芸香科 Rutaceae
精油質地	濃厚的黃棕色液體
香　氣	強力的、略帶苦味的香甜花香味
萃取方法	以蒸氣蒸餾法，取自新鮮摘下的花朵提煉精油。萃取過程中的副產品即為有名的橙花水。而苦橙花的香脂(concrete)或原精(Neroli absolute)則以溶劑萃取法自其新摘的花朵中取得

精油簡介　又稱為苦橙花，它在種植20 年後才能開出品質最好的花。義大利橙花精油是連嫩枝一起蒸餾，而印度因為人工便宜，所以以人手採摘每一朵剛剛綻放的橙花來作為精油蒸餾。

橙花精油具催眠作用。對夜晚難以成眠的人，橙花是良好溫和的抗失眠劑。此外，橙花精油對心理狀況亦有所幫助，對撫平驚嚇或消解壓力頗有功效。橙花是孕婦可以使用最安全的精油。一方面它可以緩和孕婦的情緒，改善失眠狀況；另一方面，它也是孕婦因懷孕而造成皮膚問題的保養油。

採收加工　橙花一般在四至五月開花，

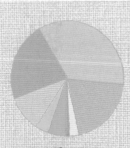

- 酯 + 苯基酯 0.2
- 單萜醛 0.03
- 酮 0.01
- 倍半萜醇 0.05
- 倍半萜烯 0.04
- 其他 0.1
- 單萜烯 0.22
- 單萜醇 0.35

主要化學成分

單萜醇 35-45%（主要為沉香醇）
單萜烯 20-30%（主要為右旋檸檬烯）
酯 10-18%（主要為乙酸沉香酯）
倍半萜醇 5-10%

含微量的吲哚、素馨酮和氮分子（這些微量的化學成分足以影響精油氣味）。

充滿迷人的氣息來自於擁有超過 400 種以上的化學成分，而且極為複雜。

花期約十五到二十天。夏季和秋季也有少量的花，但無生產價值。待綻放的花蕾含油量最高，最適宜採集。鮮花採集應在晴天的上午進行。鮮花採收後，應及時提油，否則要攤放在陰涼通風處，以免變質。鮮花用水蒸氣蒸餾精油，得油率 0.2 至 0.25%（歐洲產鮮花得油率為 0.07 至 0.12%）。鮮花也可用有機溶劑浸提，提取精油，得油率約 0.2%。

主要功效 鎮定神經系統，皮膚老化、神經系統疾病、抗抑鬱，鎮定心悸、循環不良、經前症候群／緊張症（PMS／PMT）、皮膚問題（缺水性肌膚、敏感性肌膚、疤痕、靜脈曲張）。

橙花是古龍水的重要成分，它很溫和，對皮膚的功效相當好。它可以刺激健康的細胞增生，具有恢復青春的功效，而且適用於每種肌膚，是繼玫瑰後另一種選擇。對乾性及敏感性肌膚幫助最大，而且是孕婦可用的精油之一；橙花精油也具有鎮靜效果，它最大的價值是用於治療嚴重的焦慮症和失眠，除此之外，橙花精油還有許多的功用，例如抗憂鬱、殺菌、抗痙攣和催情等。

精 油 配 方

1 安神

配方
- 橙花 3 滴
- 羅馬洋甘菊 1 滴
- 歐薄荷 1 滴

用法　薰香。

2 安神（泡澡）

配方
- 橙花 2 滴
- 真正薰衣草 1 滴
- 檀香 1 滴

用法　滴入純牛奶裡，倒入溫水裡泡澡。

3 安神（塗抹）

配方
- 橙花 4 滴
- 高山薰衣草 2 滴
- 羅馬洋甘菊 2 滴
- 藍膠尤加利 1 滴
- 基底油 20㎖

用法　清潔身體後，塗抹在身體，輕輕揉至吸收。另外，也可以調和成複方精油（不用基底油）純精油兩滴，抹在胸口。

4 敏感咳

配方
- 橙花 3 滴
- 紅沒藥 3 滴
- 檸檬尤加利 2 滴
- 藍膠尤加利 4 滴
- 基底油 20㎖

用法　塗抹頸部兩側、前胸、後背、雙手肺經[1]，並快速搓熱後三者。

[1] 請看「三經脈、三穴道」第 98-101 頁

精 油 配 方

⑤ 神經性胃痛

配方
- 橙花 3 滴
- 快樂鼠尾草 1 滴
- 甜橙 4 滴
- 荳蔻 2 滴
- 基底油 20㎖

用法　按摩胃部。

⑥ 緊張心悸

配方
- 橙花 5 滴
- 快樂鼠尾草 2 滴
- 波旁天竺葵 2 滴
- 基底油 20㎖

用法　抹在心臟位置及手腕脈搏處。

⑦ 寶貝好眠

配方
- 橙花 2 滴
- 羅馬洋甘菊 2 滴
- 高山薰衣草 2 滴
- 基底油 20㎖

用法　用配方按摩全身至吸收。

⑧ 安撫寶寶、好眠

配方
- 橙花 1 滴
- 真正薰衣草 1 滴

用法　將精油滴紙巾上，睡覺時候放在枕頭邊；這個配方也適合薰香，能夠安撫寶寶情緒。

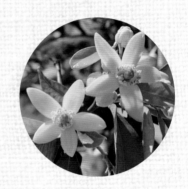

蔡老師應用分享

　　義大利橙花精油的氣味非常優雅，帶點羞澀、青葉的味道；而印度的橙花有種很重的花粉氣味。橙花最大的功用是鎮定，無論是神經系統還是皮膚系統，對於皮膚系統它還有很好補水效果；因為我父親有高血壓，所以我會把義大利橙花和印度橙花混合著來用，主要是穩定情緒及血壓；而橙花給孕婦使用也很安全，有個學生的表妹，原來皮膚非常好，卻在懷孕後嚴重紅腫敏感、長痘痘，我建議她所有護膚品只添加橙花精油，這樣子度過了整個孕期，然後她寶寶現在 2 歲了也超級愛橙花。橙花精油可以使人很享受安靜，我喜歡在書本上滴橙花精油，然後打開書聞到的是橙花的味道。

綠花白千層

Niaouli

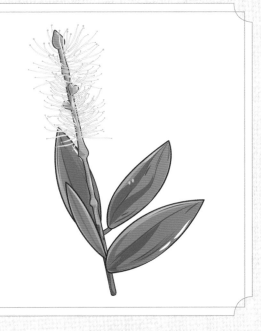

拉丁學名	*Melaleuca viridiflora*
植物科名	桃金孃科 Myrtaceae
精油質地	無色、淡黃至淡綠色液體
香　　氣	香甜、強烈的樟腦香
萃取方法	葉子經過水蒸餾，50 公斤可以萃取出 1 公斤精油

精油簡介　綠花白千層精油專門對付呼吸道內的細菌，以及生殖系統、泌尿道的細菌和黴菌；此外也有激勵免疫系統的作用；還能預防輻射對皮膚造成的傷害。含有小量的硫化物是形成典型氣味的主要成分，加上其他有效成分，使其具有絕佳的抗菌功能。

採收加工　綠花白千層葉子和嫩枝全年都可以採收枝葉，要新鮮用水蒸氣蒸餾法提取出精油來，得油率0.4 至 1.0%。

主要功效　氣喘、支氣管炎、鼻塞、感冒、咳嗽、瘢痕、發燒、發炎、流行性感冒、肌肉痠痛、風溼症、循環不良、鼻竇炎、皮膚保養（粉刺、燒燙傷、刀傷、傷疤、外傷）、喉嚨痛、百日咳。

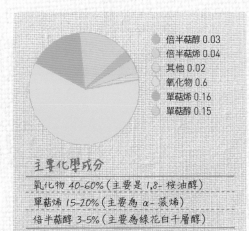

倍半萜醇 0.03
倍半萜烯 0.04
其他 0.02
氧化物 0.6
單萜烯 0.16
單萜醇 0.15

主要化學成分

氧化物 40-60%（主要是 1,8- 桉油醇）

單萜烯 15-20%（主要為 α- 蒎烯）

倍半萜醇 3-5%（主要為綠花白千層醇）

⚠️ **安全須知：**

由於是強烈的興奮油，所以，睡前不要使用，或者必須和強力的安撫鎮定精油調在一起。此外，最好是經過稀釋之後再行使用。

精 油 配 方

① 病後提升免疫力

配方
- 綠花白千層 3 滴
- 羅文莎葉 2 滴
- 歐白芷 2 滴
- 基底油 20㎖
- 印度檀香 3 滴

用法　按摩全身。

② 皮膚癬

配方
- 綠花白千層 6 滴
- 德國洋甘菊 2 滴
- 茶樹 4 滴
- 基底油 20㎖
- 紅沒藥 4 滴

用法　每天用配方塗抹患處多次。

③ 流行性感冒

配方
- 綠花白千層 4 滴
- 羅文莎葉 6 滴
- 有機茶樹 2 滴
- 基底油 20㎖

用法　前胸，後背上半部，雙手肺經搓熱[1]

④ 腸道感染

配方
- 綠花白千層 4 滴
- 沉香醇百里香 4 滴
- 肉桂葉 2 滴
- 基底油 20㎖
- 有機茶樹 2 滴

用法　按摩胃部及肚子。

⑤ 泌尿系感染

配方
- 綠花白千層 4 滴
- 印度檀香 2 滴
- 佛手柑 2 滴
- 沒藥酊劑 20㎖
- 德國洋甘菊 4 滴

用法　灌洗下體。

▲沒藥酊劑製作法：建議使用紅沒藥，將約 50 克紅沒藥樹脂放入 200 毫升高粱酒或伏特加酒裡面浸泡三個月，有空要搖晃一下，促進沒藥的有效成分可以融合在酒裡。熟成後要用紗布過濾紅沒藥，並將酊劑裝入深色瓶內，放置於陰涼處，保存最多 2 至 3 年。

⑥ 提升免疫系統

配方
- 綠花白千層 3 滴
- 澳洲尤加利 2 滴
- 有機茶樹 3 滴

用法　將精油加入薰香機薰香。

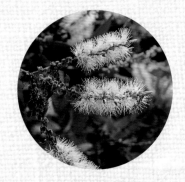

蔡老師應用分享

　　綠花白千層的香氣較為強烈，帶有清新的樟腦味道，這種香氣讓頭腦清新及振奮作用，在我的使用經驗裡它是最好的幾個提升免疫力的精油之一，以及可以很好的使用在各種呼吸道問題的配方上；也可以稀釋後用於漱口及陰道灌洗液。綠花白千層能促進局部循環，增強白血球及抗體活性，有助抵抗感染，我經常在病癒初期使用它的配方來提升免疫功能。

[1] 請看「三經脈」第 98-100 頁

歐薄荷

Peppermint

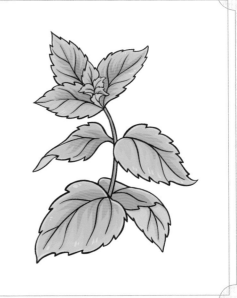

拉丁學名	*Mentha × piperita*
植物科名	脣形科 Labiatae
精油質地	淡檸檬色至淡橄欖綠色
香　　氣	清新、強烈的甜薄荷香
萃取方法	以蒸氣蒸餾法自薄荷整株開花的植物中取得精油，100公斤可萃取出 1 公斤精油

精油簡介　歐薄荷的化學成分黃金比例是 40% 單萜醇及 20% 的薄荷酮，來自於每年最佳的採收時間。歐薄荷每年可以採收兩次，一次在六月、一次在八月，而六月採收的歐薄荷含有薄荷酮高達 40%，而八月採收的則以單萜醇（薄荷腦）為主。因此作為芳療師，選擇歐薄荷精油時候要留意化學成分標示。

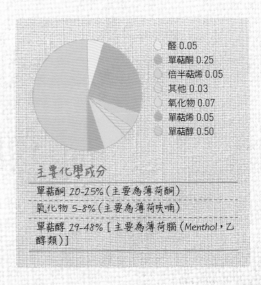

醛	0.05
單萜酮	0.25
倍半萜烯	0.05
其他	0.03
氧化物	0.07
單萜烯	0.05
單萜醇	0.50

主要化學成分

單萜酮 20-25%（主要為薄荷酮）
氧化物 5-8%（主要為薄荷呋喃）
單萜醇 29-48%〔主要為薄荷腦（Menthol，乙醇類）〕

主要功效　適用於舒緩粉刺、氣喘、鼻塞、感冒、抽筋、皮膚紅癢、消化不良、胃脹氣、頭痛、傷風、口臭、腎虛、肌肉疼痛、身體疲憊、反胃噁心、心悸、鼻竇炎、牙痛、眩暈等問題。根據記載，歐薄荷的成分具有局部麻醉的效果，而當中薄荷腦成分，亦使歐薄荷成為良好的外傷及頭痛止痛外敷劑。歐薄荷作為醫藥亦能用於許多用途，包括鬆弛消化

系統、痙攣性咳嗽、偏頭痛、頭昏眼花、緊張、皮膚乾裂等症狀。我們很多日用品，如牙膏、漱口水、藥品、酒類及調味等常加入歐薄荷成分。歐薄荷精油有絕佳的藥用價值，對於腹痛、腹瀉和嘔吐等消化不良等症狀很有效。臨床報告歐薄荷對於治療頭痛和偏頭痛效果奇佳。

精 油 配 方

① 胃脹氣

配方
- 歐薄荷 3 滴
- 甜茴香 2 滴
- 佛手柑 1 滴
- 基底油 5㎖

用法　抹在胃部位置，用掌根在中脘穴❶揉按 1 分鐘。

② 鼻塞

配方
- 歐薄荷 3 滴
- 藍膠尤加利 3 滴

用法　將精油滴在紙巾上，蓋在嘴鼻上吸入（吸嗅法）。

③ 注意力集中

配方
- 歐薄荷 4 滴
- 檸檬 3 滴

用法　薰香。

④ 退燒（按摩）

配方
- 歐薄荷 3 滴
- 有機茶樹 2 滴
- 佛手柑 2 滴
- 德國洋甘菊 3 滴
- 基底油 15㎖

用法　將精油抹在手前臂的三條陰經（手太陰肺經，手厥陰心包經，手少陰心經），搭配天河水、退六腑❷等手法效果明顯。

⑤ 退燒（冷敷）

配方
- 歐薄荷 6 滴
- 佛手柑 3 滴
- 綠花白千層 3 滴
- 德國洋甘菊 3 滴

用法　可用臉盆裝冷水，將精油滴入水裡，再用毛巾浸泡於其中，輕微擰乾水分，敷額頭，擦身體。

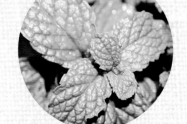

❶請看「三經脈」　第 99 頁
❷請看「四手法」　第 102-103 頁

⑥ 頭痛

配方
- 歐薄荷 2 滴
- 真正薰衣草 2 滴

用法 精油滴在食指指腹上，揉搓太陽穴。

⑧ 咽喉不適

配方
- 歐薄荷 5 滴
- 有機茶樹 5 滴
- 德國洋甘菊 3 滴
- 基底油 10㎖

用法 外用，抹在喉嚨，一天可以使用多次。

⑦ 積食化熱

配方
- 歐薄荷 3 滴
- 甜橙 6 滴
- 萊姆 3 滴
- 甜茴香 4 滴
- 基底油 20㎖

用法 感覺腹脹或消化不良時，用配方按摩肚子。

⑨ 中耳炎

配方
- 歐薄荷 5 滴
- 紅沒藥 5 滴
- 德國洋甘菊 5 滴
- 基底油 20㎖

用法 用棉花棒沾滿配方後直接塗抹患處，每天二至六次。

蔡老師應用分享

　　歐薄荷是我們日常生活中必備的精油，它用處非常強大，鼻塞、頭痛／偏頭痛、消化不良、寶貝積食、注意力不集中，還有退燒解熱，扁桃腺及咽喉發炎等都必須用到它。如果我睡眠不好就會頭痛，這個時候只有歐薄荷可以救我。但是我們要記住，歐薄荷精油一定不可以用來全身按摩和泡澡，因為真的會刺骨透心涼，讓你冷到太寒。

廣藿香

Patchouli

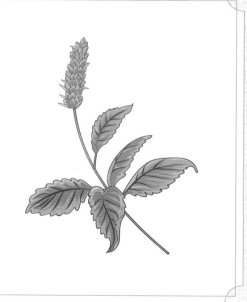

拉丁學名	*Pogostemon cablin*
植物科名	脣形科 Labiatae
精油質地	深橙色或琥珀色
香　　氣	濃郁、香甜、辛辣的木香味
萃取方法	以蒸氣蒸餾法自廣藿香之乾燥枝葉片中取得精油

精油簡介　廣藿香也是少數能愈陳愈醇香的精油之一。適合作為鎮靜油，治療壓力引起之憂鬱及消化不良。廣藿香精油幾乎由稀有的倍半萜烯和廣藿香醇組成，其濃度之高幾乎沒有其他天然物質能左右，而這些成分也是僅有的芳香來源。因此不是深愛它就是排斥它。如果把它和其他的花香類或柑橘類的精油融合，就能創造出一股絕妙的氣息。

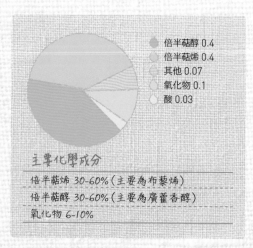

倍半萜醇 0.4
倍半萜烯 0.4
其他 0.07
氧化物 0.1
酸 0.03

主要化學成分

倍半萜烯 30-60%	(主要為布藜烯)
倍半萜醇 30-60%	(主要為廣藿香醇)
氧化物 6-10%	

採收加工　廣藿香以枝葉提取精油。採收應在植株即將落葉前進行。採收時需天氣晴朗，可連根拔起，切除根部。採收後要白天曝晒，晚上堆置發酵處理，才能增加精油產量，使香氣更濃。一般堆置厚度 1.5 至 2 公尺高，經過三天後，散開晒乾，這時葉色變為「金黃」或「褐黃」然後打包裝運。運輸和儲藏要注意乾燥、通風、溫度不宜太高，防止發霉變質。儲存時間的長短與精油的品質和得油率有關。如果儲存時間短，

精油得油率高，但含碳氫化物的萜烯較多，因而品質相對差些；如果儲存時間長，精油得油率低，但含氧化物比例相對提高，香氣較好。

主要功效 粉刺、香港腳、頭皮屑、皮膚炎、溼疹、護髮（油性髮質）、膿皰（一種接觸傳染性的皮膚病）、驅蟲劑、毛細孔粗大、外傷、皺紋。廣藿香精油散發強烈的香氣，為暗黃橙色具黏性的液體，對皮膚護理非常有效，因為能促進皮膚新陳代謝，對粗糙乾裂的肌膚是最佳的調理油。

廣藿香在皮膚上最大的功用是刺激皮膚再生及保持彈性，和乳香、沒藥、穗花薰衣草是促進肌膚再生的最佳組合；但是我用最多的是在腸胃問題上，它的祛暑解表、化溼和胃，對於腹瀉、調和脾胃特別好。廣藿香烯的抗發炎作用很好，我在蜂窩性組織炎配方中也經常使用它。

精 油 配 方

① **腹瀉**

配方
- 廣藿香 3 滴
- 甜橙 5 滴
- 生薑 4 滴
- 基底油 20㎖

用法 逆時針按摩腹部。

② **抗老除皺**

配方
- 廣藿香 2 滴
- 橙花 3 滴
- 花梨木 2 滴
- 玫瑰 3 滴
- 玫瑰果油 18㎖
- 小麥胚芽油 2㎖

用法 塗抹在臉部，並用刮痧板往上提拉。

③ **蜂窩性組織炎**

配方
- 廣藿香 4 滴
- 葡萄柚 2 滴
- 杜松 3 滴
- 迷迭香 3 滴
- 基底油 20㎖

用法 按摩患處。

④ **調和脾胃**

配方
- 廣藿香 2 滴
- 生薑 2 滴
- 黑胡椒 4 滴
- 甜橙 4 滴
- 基底油 20㎖

用法 每天早晚定時按摩肚子及胃部。

蔡老師應用分享

廣藿香精油的氣味很奇特而奢華，像泥土混合麝香的味道，由於前調很強烈，所以人們忽略了它後調神祕的香甜。

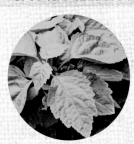

甜橙

Orange, Sweet

拉丁學名	*Citrus × sinensis*
植物科名	芸香科 Rutaceae
精油質地	1. 黃橙色液體（冷壓法） 2. 無色至淺黃色液體（水蒸氣蒸餾法）
香　　氣	圓潤的、甜美的果香，清淡的果香
萃取方法	冷壓法或水蒸氣蒸餾法

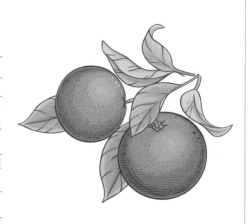

精油簡介　甜橙精油是從甜橙果皮壓榨出來，是懷孕期間最安全的精油，它充滿陽光的味道，可以趕走陰鬱，提振情緒；柑橘類精油在萃取後約九個月至一年半時間裡品質最好，因為剛剛壓榨出來的很多分子沒有完全混合，萃取後九個月至一年半是氣味達到最圓潤，品質也最好的階段。

採收加工　甜橙精油的加工，一般與加工柳橙汁同時進行。如果用整顆冷榨，可得精油和果汁的混合體，用油、水分離機把精油從果汁中分離第一次精油；在果汁濃縮時，還可分離第二次精油。全顆冷榨，精油得油率約為 0.1%。

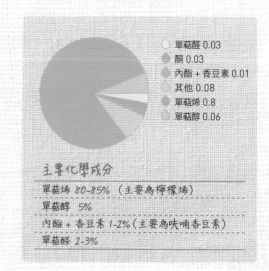

單萜醛 0.03
酮 0.03
內酯 + 香豆素 0.01
其他 0.08
單萜烯 0.8
單萜醇 0.06

主要化學成分

單萜烯 80-85%（主要為檸檬烯）	
單萜醇 5%	
內酯 + 香豆素 1-2%（主要為呋喃香豆素）	
單萜醛 2-3%	

現在已有橙類剝皮壓榨機，柳丁先進入一個剝皮的裝置，將果皮與瓢分離，同時將瓢擠壓出汁，而果皮單獨分出另行加工。果皮加工精油的流程：鮮果皮→清洗→壓榨或研磨→在水噴淋下篩濾→離子分離→精油。果皮精油得油率 0.3 至 0.5%。從皮中冷壓製得的精油，僅能保存一年，因此要存放在陰涼的地方，避免陽光照射。如果收集零散果皮或有些初期霉變的果皮，可採用水蒸氣蒸餾方法提取精油，得油率 0.4 至 0.7%。但香氣較差。

主要功效 膚色黯淡、皮膚油膩、心悸、傷風感冒、胃痙攣、調整脾胃功能、消化不良、食欲不振、便祕，適用於舒緩緊張情緒及寶寶安睡，還能刺激皮膚膠原蛋白增生。

> ⚠ **安全須知：**
>
> 甜橙的外皮及果汁皆富含維生素 A、B、C、磷及許多其他營養成分。可作為沐浴油，但須將精油稀釋後才能使用，否則會引起皮膚過敏。雖然甜橙精油含有呋喃香豆素（furocoumarins）的成分，但含量較低，並非具危險刺激性的精油。

精 油 配 方

1 腹瀉

配方
- 甜橙 6 滴
- 生薑 6 滴
- 廣藿香 4 滴
- 黑胡椒 2 滴
- 基底油 20㎖

用法　逆時針按摩肚子。

2 便秘

配方
- 甜橙 6 滴
- 歐薄荷 3 滴
- 芫荽籽 3 滴
- 甜茴香 3 滴
- 基底油 20㎖

用法　每天早晚用配方按摩肚子。

3 食欲不振

配方
- 甜橙 5 滴
- 萊姆 3 滴
- 甜茴香 4 滴
- 基底油 20㎖

用法　每天定時順時針按摩肚子。

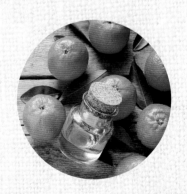

精 油 配 方

④ 消脹氣

配方
- 甜橙 4 滴
- 生薑 4 滴
- 基底油 20㎖

用法　按摩肚子。

⑦ 胃炎

配方
- 甜橙 6 滴
- 杜松 6 滴
- 藍絲柏 3 滴
- 德國洋甘菊 3 滴
- 基底油 20㎖

用法　每天三次，用配方按摩胃部。

⑤ 安睡

配方
- 甜橙 4 滴
- 羅馬洋甘菊 2 滴
- 高山薰衣草 3 滴
- 無香乳液 20㎖

用法　泡澡後、睡覺前按摩全身。

⑧ 提升免疫力

配方
- 甜橙 3 滴
- 羅文莎葉 3 滴
- 印度檀香 3 滴
- 基底油 20㎖

用法　每天全身按摩。

⑥ 好心情薰香

配方
- 甜橙 2 滴
- 佛手柑 3 滴
- 歐薄荷 3 滴

用法　加入薰香機裡薰香。

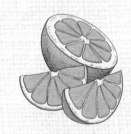

蔡老師應用分享

　　甜橙是一款非常好用的精油，上至一百歲老人家，下至剛剛出生的寶寶，還有剛剛懷孕會害喜的準媽媽也能使用。它除了氣味非常的圓潤甜美，而且還甜而不膩，非常陽光的感覺，有時候感覺鬱悶只要聞一下，好心情立刻來了；而且甜橙有健胃養脾袪風的作用，促進腸道正常蠕動，能治療消化系統多種的問題，尤其是情緒緊張引起的作嘔、胃部痙攣、胃痛等，甜橙均有很好的平衡作用；它的平衡還體現在腹瀉及便祕的治療上。另外，它還能刺激膽汁分泌，幫助消化脂肪，提升食欲。它甜美的氣味讓人感覺很溫暖放鬆，對於焦慮所引起的失眠很有益處。

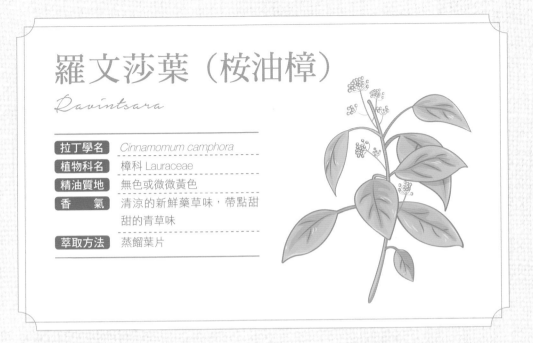

羅文莎葉（桉油樟）

Ravintsara

拉丁學名	*Cinnamomum camphora*
植物科名	樟科 Lauraceae
精油質地	無色或微微黃色
香　　氣	清涼的新鮮藥草味，帶點甜甜的青草味
萃取方法	蒸餾葉片

精油簡介　羅文莎葉味道很特別，像帶點甜甜水果味的尤加利，用途也和尤加利一樣能緩解呼吸不適。由於化學成分中，氧化物就占了 60%，因此不難了解它對於感冒、呼吸道感染有極佳的改善力！至於對茶樹或薰衣草味道敬謝不敏的人，羅文莎葉也是最好的選擇。

羅文莎葉精油有對抗病毒感染的強力功效，可以對付流行性感冒；與橙花、桃金孃、花梨木一起使用可以治療慢性疲勞。

羅文莎葉聞起來彷彿置身於一大片的森林裡中，在馬達加斯加頗受重視，因效果大，應用層面廣，近年越來越受歡迎。另外，羅文莎葉精油的特性，對於人口密集的都會區環境、季節的轉換等，經由泡澡按摩可提升肌膚防護力。

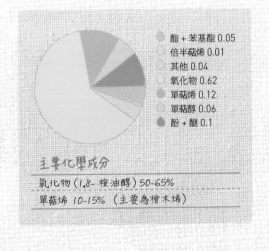

酯 + 苯基酯 0.05
倍半萜烯 0.01
其他 0.04
氧化物 0.62
單萜烯 0.12
單萜醇 0.06
酚 + 醚 0.1

主要化學成分

氧化物 (1,8- 桉油醇) 50-65%

單萜烯 10-15%（主要為檜木烯）

採收加工　新鮮或風乾的羅文莎葉用水蒸氣蒸餾法蒸餾，得油率 0.5 至 2%。品質最佳的羅文莎葉精油來自馬達加斯加。

主要功效　抗感染、抗病毒、止咳化痰、鼻咽炎、流行性感冒、百日咳、支氣管炎、鼻竇炎、刺激免疫力。

精　油　配　方

① 感冒初期

配方
- 羅文莎葉 4 滴
- 綠花白千層 2 滴
- 沉香醇百里香 3 滴
- 基底油 20㎖
- 有機茶樹 3 滴

用法　將精油塗在前胸、後背上半部，以及雙手的肺經經絡[1]，並用手搓熱這些部位。

② 提升免疫力（泡澡）

配方
- 羅文莎葉 3 滴
- 沉香醇百里香 3 滴
- 檸檬尤加利 2 滴

用法　滴在純牛奶裡，加入到溫水裡泡澡。

③ 提升免疫力

配方
- 羅文莎葉 4 滴
- 穗花薰衣草 1 滴
- 羅馬洋甘菊 2 滴
- 無香乳液 20㎖

用法　每天塗抹身體。

④ 止咳祛痰

配方
- 羅文莎葉 4 滴
- 基底油 20㎖
- 沒藥 3 滴
- 馬鞭草酮迷迭香 3 滴

用法　將精油塗在前胸、後背上半部，以及雙手的肺經經絡[1]，並用手搓熱這些部位。

⑤ 鼻竇炎

配方
- 羅文莎葉 3 滴
- 藍絲柏 2 滴
- 雪松 3 滴
- 基底油 20㎖
- 沒藥 4 滴

用法　棉花棒抹鼻腔，搓鼻翼兩邊。

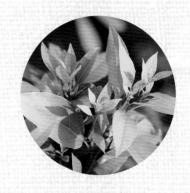

[1]請看「三經脈」　第 98-100 頁

⑥ 霧霾清肺

配方
- 羅文莎葉 2 滴
- 歐薄荷 2 滴
- 綠花白千層 2 滴

用法 用配方滴在紙巾上覆蓋在嘴巴、鼻子上，深呼吸吸入精油。

⑦ 咽喉炎

配方
- 羅文莎葉 5 滴
- 歐薄荷 6 滴
- 德國洋甘菊 5 滴
- 基底油 20㎖

用法 用配方塗抹喉嚨的位置，每天二至六次。

蔡老師應用分享

　　羅文莎葉是非常安全的精油，適合任何人使用，無論是剛剛出生的寶寶也可以用它。它是我治療感冒時首先會想到的油，大約十年前有一次去臺北上課，在下飛機的時候打了個噴嚏，感冒就這樣悄然而至。第二天上課時候，坐在我旁邊另一個學校的老師遞給我一支精油，就是羅文莎葉，我抹在喉嚨兩邊，抹在口罩上面戴了幾個小時，到中午時候，感冒完全好了，所以我對它印象特別深刻。羅文莎葉也有人叫它芳香佳葉樟（現改名為桉油樟），主要作用於抗病毒和刺激免疫系統，很適合免疫力低的小朋友使用，特別適合在感冒初發的時候用，效果很明顯。鼻竇炎、鼻咽喉黏膜炎以及因鼻黏膜引起的耳朵發炎均有效。容易感冒的小朋友可以每天晚上睡覺前用它來泡澡，我也經常建議小朋友在感冒流行期間用它薰香及泡澡；它的氣味溫和，帶點葉子的甜味；羅文莎葉還具良好的祛痰功效，可用於肺部感染、支氣管炎、百日咳，它和沒藥、松紅梅、百里香幾個一起配合效果更好。

馬鞭草酮迷迭香

Rosemary CT Verbenone

拉丁學名	*Rosmarinus officinalis ct verbenone*
植物科名	脣形科 Labiatae
精油質地	顏色為清水色
香　　氣	清新柔和的香草甜味，香氣帶有香甜及薄荷的涼感。
萃取方法	蒸餾開花及嫩枝，80 公斤蒸餾出 1 公斤精油

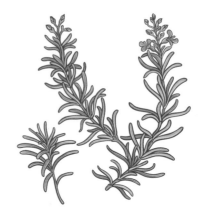

精油簡介　馬鞭草酮迷迭香有很好利肝作用，採用「肝敷包」[1] 進行外敷形式，能刺激肝細胞分泌膽汁，排除肝部毒素；另外還可以疏解膽囊痙攣及促進腸道蠕動。不論使用在因為體質、壓力、飲食或毒素導致的肝膽問題均有很好療效。

採收加工　迷迭香開花期為十一到四月，以蒸餾花朵和枝葉為主，花朵的品質更好。但目前市面上的迷迭香精油幾乎是萃取自枝葉。視植株長勢情況，一般每年可採收兩次。枝葉採收後，在通風處晾乾或用烘乾機低溫（50 度以下）乾燥。枝葉和花朵用水蒸氣蒸餾法萃取

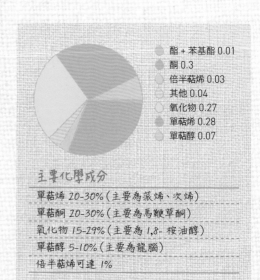

酯 + 苯基酯 0.01
酮 0.3
倍半萜烯 0.03
其他 0.04
氧化物 0.27
單萜烯 0.28
單萜醇 0.07

主要化學成分

單萜烯 20-30%（主要為蒎烯、次烯）	
單萜酮 20-30%（主要為馬鞭草酮）	
氧化物 15-29%（主要為 1,8- 桉油醇）	
單萜醇 5-10%（主要為龍腦）	
倍半萜烯可達 1%	

[1] 肝敷包：將精油搭配植物油抹在肝臟位置，按摩至吸收；之後敷暖暖包二十分鐘。

精油，精油得油率約 0.5 至 1.2%。迷迭香精油主要產於西班牙、突尼西亞、法國、義大利、前南斯拉夫、奧地利、俄羅斯、摩洛哥。年世界產量約 250 噸。

主要功效 抗細菌、抗病毒、消解黏液及促進排除、促進膽汁分泌、幫助消化、解毒。主要作用在消化系統及肝膽問題，特別是病毒性肝炎，養肝利膽，助脂肪消化，透過對胰臟及肝臟的作用，影響糖分的代謝。可用在促進免疫力和產後免疫力低下及產後憂鬱症。由於含較多的馬鞭草酮，所以可滋補肺、化解黏液，改善上下呼吸道的問題。

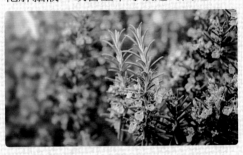

精 油 配 方

① 止咳化痰
配方
● 馬鞭草酮迷迭香 2 滴　● 沉香醇百里香 3 滴
● 羅文莎葉 3 滴　　　　● 基底油 20mℓ
● 松紅梅 4 滴

用法 搓前胸，後背上半部，雙手上下來回搓熱肺經[1]。

② 促進消化
配方
● 馬鞭草酮迷迭香 4 滴　● 黑胡椒 4 滴
● 佛手柑 4 滴　　　　　● 基底油 20mℓ
● 萊姆 4 滴

用法 餐後半小時，用配方塗抹肚子及胃部。

③ 健脾益胃
配方
● 馬鞭草酮迷迭香 4 滴　● 基底油 20mℓ
● 甜橙 6 滴
● 歐白芷 4 滴

用法 用配方按摩肚子和胃部，每天兩次。

④ 風寒感冒
配方
● 馬鞭草酮迷迭香 4 滴　● 基底油 10mℓ
● 黑胡椒 5 滴
● 生薑 3 滴

用法 將精油塗在前胸，以及雙手的肺經經絡[1]，並用手搓熱這些部位。切記這段時間內不要再次受風寒。

[1] 請看「三經脈」 第 98-100 頁

　　迷迭香類分成幾種化學成分，樟腦迷迭香主要用在刺激記憶力、胸腔的感染上，而我用最多的是馬鞭草酮迷迭香，主要是它含有比較多的馬鞭草酮，這是單萜酮，很安全作用在化解黏液及痰液。所有的迷迭香氣味穿透力都很強，對於人體中樞神經有非常顯著的刺激作用，這個對失去味覺、語言障礙等感官神經損傷很適用。

　　迷迭香氣味穿透力是對呼吸系感染的良藥，對於清除鼻喉黏膜阻塞很有效，在治療同時還能使得頭腦清醒。它的馬鞭草酮這個成分是在化解黏液功效中最安全的，連剛剛出生的寶寶也可以使用。就在上個月，一位客人不足兩月大的寶寶因為喉嚨裡有痰，不能平躺，一躺下來就吐奶，因為呼吸不上來而臉色憋得紅紅的，當媽媽的她還在坐月子，每天只能抱著寶寶睡；然後媽媽連續兩週帶寶寶去看醫生也沒見任何效果。我給寶寶用馬鞭草酮迷迭香加在尤加利按摩膏裡搓前胸，只是兩次，痰液化除了，所有情況都解決了。其實，會用精油解決很多症狀就是這麼簡單，迷迭香精油用在生髮上也有很好的效果；除此之外，還有利膽的作用。

花梨木

Rosewood

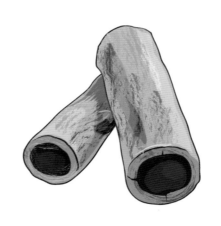

拉丁學名	*Aniba rosaeodora*
植物科名	樟科 Lauraceae
精油質地	無色至淡黃色液體
香　　氣	非常香甜、溫暖、略帶辛辣 花香的木香味
萃取方法	將花梨木浸過水之木材碎屑 以水蒸氣蒸餾法取得精油

精油簡介　花梨木有很多的品種，都可以萃取精油。它們的成分多以右旋沉香醇為主，含量高達 85 至 95%。花梨木的氣味沉穩、溫暖，能安撫人心，雖然它抗菌能力不是很突出，但是很適合用於黏膜的炎症上。另外，它含的單萜酮（對甲基苯乙酮）、氧化物（桉油醇）使得花梨木氣味在花香中添加了木香和風的氣息。它所含的芳香酮使得花梨木擁有細緻如百合般的芬芳，也像含羞草和山楂的氣味，並且帶有一絲感性的氣息。

花梨木能使得過度緊張和匆忙的人迅速鎮靜及放鬆，特別是情緒負擔過重，它可以降低過度分泌的壓力荷爾蒙兒茶

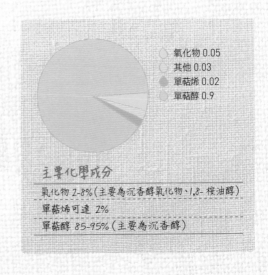

○ 氧化物 0.05
○ 其他 0.03
● 單萜烯 0.02
● 單萜醇 0.9

主要化學成分

氧化物 2-8%（主要為沉香醇氧化物、1,8- 桉油醇）
單萜烯可達 2%
單萜醇 85-95%（主要為沉香醇）

酚胺，同時也安撫肌膚和神經系統。花梨木精油性質溫和，不刺激皮膚和黏膜，反而能促進肌膚細胞再生，因此適

合各種膚質和年齡。它溫和的特性特別適合小兒的呼吸道問題上。

採收加工　新鮮或風乾的花梨木木材和樹根用水蒸氣蒸餾法提取精油，得油率0.7 至 1.6%。花梨木油主要產自南美洲蓋亞那，年產約 20 噸。巴西花梨木油主要產自巴西及秘魯年產約 140 噸。

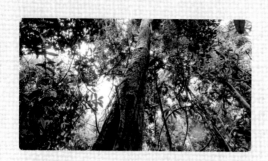

主要功效　粉刺、感冒、咳嗽、皮膚炎、發燒、頭痛、反胃噁心、皮膚保養（乾性、油性、敏感性、混合性膚質，疤痕）。

花梨木可幫助頭腦清醒、鎮靜神經，對集中注意力亦相當有效。不像其他由樹木所萃取的精油，花梨木具淡雅清爽的香味，類似辛香料及玫瑰的香調，其芳香氣味綜合了木材與花草的特徵。

花梨木精油亦為除臭良方，因具備良好的提神作用，所以很適合作為晨浴用品。花梨木精油可製造香皂、芳香劑、化妝品、香水以及某些食物和飲料。

精 油 配 方

1　溼疹

配方
- 花梨木 3 滴
- 乳香 2 滴
- 沒藥 2 滴
- 德國洋甘菊 5 滴
- 基底油 20㎖

用法　調和成複方精油，適量塗抹在患處，輕輕揉按至吸收，一天多次，感覺很癢或乾燥時候就可以抹，要保持溼疹患處有一定的滋潤度。

2　呼吸系統保養

配方
- 花梨木 4 滴
- 藍膠尤加利 2 滴
- 綠花白千層 3 滴
- 羅文莎葉 3 滴
- 基底油 20㎖

用法　全身按摩或薰香（每次複方精油 5 至 6 滴）。

③ 皮膚保溼

配方
- 花梨木 4 滴
- 波旁天竺葵 2 滴
- 橙花 1 滴
- 玫瑰草 2 滴
- 玫瑰果油 20㎖

用法　早晚清潔後，將適量的油塗抹於臉部，輕輕按摩至吸收。

④ 穩定情緒

配方
- 花梨木 3 滴
- 波旁天竺葵 1 滴
- 羅馬洋甘菊 1 滴
- 佛手柑 2 滴

用法　薰香。

⑤ 乾咳

配方
- 花梨木 6 滴
- 藍膠尤加利 6 滴
- 穗花薰衣草 6 滴
- 基底油 20㎖

用法　塗抹頸部兩側、前胸、後背、雙手肺經[1]，並快速搓熱後三者。

⑥ 提升免疫力

配方
- 花梨木 4 滴
- 綠花白千層 3 滴
- 桃金孃 2 滴

用法　將精油添加在薰香機裡，每天薰香。

蔡老師應用分享

　　花梨木和薰衣草，一樣含有極高的沉香醇，對刺激皮膚細胞組織新生有很大的效果，適合用於處理各種皮膚炎、青春痘；花梨木是非常安全的精油，它可以調理身體而不具有任何刺激性，和甜橙配合使用在剛出生寶寶，可提升呼吸系統及免疫力。另外它氣味帶點幽幽的花香調，溫和宜人，適合穩定中樞神經系統，走出情緒低落。

[1] 請看「三經脈」，第 98-100 頁

茶樹
Tea Tree

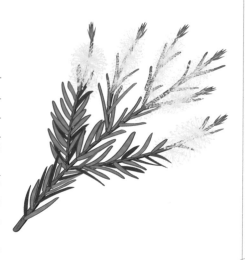

拉丁學名	*Melaleuca alternifolia*
植物科名	桃金孃科 Myrtaceae
精油質地	無色至淡黃色液體
香 氣	溫暖、清新、辛辣、刺鼻的樟腦味
萃取方法	採收茶樹的葉子及小枝，新鮮或陰乾後以蒸氣或水蒸餾法自茶樹之葉片和嫩枝中取得精油

精油簡介 茶樹對所有的傳染性病菌皆具抵抗力，包含：細菌、寄生蟲、黴菌及病毒等病菌的感染。茶樹能強化免疫系統，增強身體對傳染性疾病的自我抵抗能力。

茶樹精油同時是所有精油中最具防腐作用的，也可以用純茶樹油（未稀釋者）來治療較嚴重的症狀，如殺死黴菌；此外，對治療囊腫及黏膜組織潰瘍等感染性病變，茶樹也相當具有功效。茶樹精油之抗黴菌作用亦適用於鏈球菌感染（一種類似酵母的病菌）和鵝口瘡。茶樹精油對其他傳染性疾病亦具功效，因此多被用於口腔（清潔水）、喉嚨（漱口劑）、胸部（吸嗅法）、足部（洗浴法）的保健護理用品上，以及香皂、牙膏、除臭劑、殺菌劑及消毒水之製造。

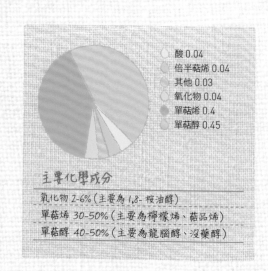

酸 0.04
倍半萜烯 0.04
其他 0.03
氧化物 0.04
單萜烯 0.4
單萜醇 0.45

主要化學成分

氧化物 2-6%（主要為 1,8- 桉油醇）
單萜烯 30-50%（主要為檸檬烯、萜品烯）
單萜醇 40-50%（主要為龍腦醇、沒藥醇）

主要功效 粉刺、氣喘、香港腳、灼傷、鼻塞、咳嗽、感冒、膀胱炎、頭皮屑、發燒、皰疹、傳染病、蚊蟲咬傷、發疹、錢癬（貓狗皮膚病）、尿布疹、青春痘、鵝口瘡、口角潰瘍、囊腫、外傷。

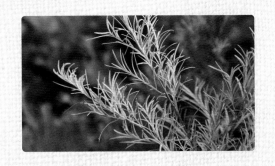

精 油 配 方

1 提升免疫力

配方
- 有機茶樹 5 滴
- 綠花白千層 5 滴
- 藍膠尤加利 2 滴
- 基底油 20㎖

用法 全身按摩。

2 提升免疫力

配方
- 有機茶樹 4 滴
- 沉香醇百里香 1 滴
- 佛手柑 2 滴

用法 薰香。

3 口腔潰瘍

配方
- 有機茶樹 10 滴
- 米酒 1 湯匙
- 茶樹純露 1 杯

用法 先把精油滴在米酒（或伏特加，挑選酒精濃度稍微高一點的），稍稍攪拌融合後，把酒倒入茶樹純露混合後漱口，盡量讓水在口腔裡停留約 10 秒才吐出。此配方限 7 歲以上的孩子使用，避免吞入配方。

4 中耳炎

配方
- 有機茶樹 5 滴
- 德國洋甘菊 5 滴
- 紅沒藥 5 滴
- 沒藥酊劑 10㎖

用法 將複方精油滴在棉花棒上，塗抹於耳朵內。

▲沒藥酊劑製作法：建議使用紅沒藥，將約 50 克紅沒藥樹脂放入 200 毫升高粱酒或伏特加酒裡面浸泡三個月，有空要搖晃一下，促進沒藥的有效成分可以融合在酒裡。熟成後用紗布過濾紅沒藥，並將酊劑裝入深色瓶內，放置於陰涼處，保存最多 2 至 3 年。

5 咽喉炎

配方
- 有機茶樹 3 滴
- 德國洋甘菊 3 滴
- 藍膠尤加利 3 滴
- 基底油 10㎖

用法 塗抹於喉嚨的位置。

6 香港腳

配方
- 普通茶樹 10 滴
- 真正薰衣草 2 滴
- 玉米粉 50g

用法 將精油滴在玉米粉裡，再灑在鞋子裡。

精 油 配 方

⑦ 香港腳（泡腳）

配方
- 普通茶樹 10 滴　　● 米酒 1 湯匙
- 肉桂葉 2 滴

用法　將複方精油倒入溫水裡泡腳。

⑧ 香港腳（塗抹）

配方
- 普通茶樹 1-2 滴

用法　精油浸濕整個棉花棒，直接抹患處。

⑨ 流行性感冒

配方
- 有機茶樹 5 滴　　● 沉香醇百里香 1 滴
- 藍膠尤加利 2 滴

用法　薰香。

⑩ 痱子

配方
- 有機茶樹 10 滴　　● 基底油 5㎖
- 沒藥 6 滴

用法　用棉花棒沾滿配方後直接塗抹患處。

蔡老師應用分享

　　茶樹是一個很多用途的精油，普通茶樹和有機茶樹的氣味上分別很大，普通茶樹氣味比較嗆，比較刺鼻；相比之下，有機茶樹氣味很溫和，所以有機茶樹我經常用在提升免疫力，普通茶樹用在各種消毒殺菌上。

植物基底油入門

Carrier oils

濃縮植物精華的精油原液，刺激性強，不可直接塗抹於皮膚。
作為兒童按摩配方，精油必須透過植物油稀釋，若能根據芳香治療病症挑選植物油，
效果會更好，以下是常使用的植物油功效：

荷荷芭油
Jojoba Oil

荷荷芭油主要化學成分為鯨蠟醇，親膚性很強。在寒冷、乾燥的環境裡，小孩因為皮膚較薄，皮膚更容易流失水分，荷荷芭油能夠幫助肌膚形成一層天然的保護膜鎖住水分。因為它也是替代鯨魚油的最好選擇，所以也是護膚品界的寵兒，越成熟的荷荷芭油顏色越偏金黃色，而且比較不容易氧化，除了價格偏貴外幾乎沒有缺點。

甜杏仁油
Sweet Almond Oil

甜杏仁油在市面上最常見，溶劑萃取的精製甜杏仁油，顏色比較透明偏白，質地較清透。芳療師多用以冷壓法萃取的甜杏仁油，顏色偏黃，質地較濃稠。適合比較乾燥皮膚使用，對皮膚是很好的滋潤劑，能夠減輕皮膚紅腫、發癢、發炎、乾燥的現象。被視為對嬰兒最溫和的基底油，但對堅果類過敏的寶寶要避免使用。

玫瑰果油
Rosehip oil

玫瑰果油含有一定比例的亞麻油酸及不飽和脂肪酸，在這六種基底油裡它營養最豐富，而且富含維他 C。在我所知的基底油裡，它美白效果最好，因此它最適合用來修復乾性濕疹（裂紋性／開裂性濕疹）肌膚。但是，玫瑰果油的不飽和脂肪酸含量高，易氧化而有油耗味。油色澤偏金黃色。它也屬於較貴的基底油，但有其價值。

小麥胚芽油
Wheat Germ oil

小麥胚芽油的維生素 E 含量最高，未精製的油有氣味非常濃厚，異常黏稠根本推不開，芳療師一般會在配方中加入微量小麥胚芽油，提升配方功效。例如：在孩子的發育期，每週兩次用 10% 濃度的油按摩脊椎，能保護脊椎骨頭和肌肉健康。尤其現在孩子都要背很重的書包，在發育期必須好好保護脊椎。

聖約翰草油
St. Johns Wort oil Infused

聖約翰草浸泡油，是將聖約翰草的花瓣浸泡在芝麻油裡所萃取出來的紅色油，它最特別的是含有金絲桃素，抗病毒的效果很好。因為聖約翰草油也含有原花青素和類黃酮，所以它對於治療修復傷口極佳，芳療師經常用它來治療情緒焦慮及憂鬱症，也適合舒緩神經炎、皮膚炎症、蕁麻疹、溼疹、皮膚龜裂等症狀。

瓊崖海棠油
Foraha Oil

瓊崖海棠油是一種灰綠色的藥草油，質地非常濃稠，不是好聞的藥草味，所以並不討喜。也因為這原因，基本上，沒有一位芳療師會在配方中單一使用瓊崖海棠油來做基底油，通常會搭配其他油一起使用。它能治療筋骨問題，以及修復傷口疤痕。在修復疤痕上，只能用 10 至 15% 濃度，避免用太多太營養導致傷口長肉芽。

22 種 精 油 效 用 速 查 表

	黑胡椒	德國洋甘菊	芫荽籽	快樂鼠尾草	羅馬洋甘菊	藍膠尤加利	檸檬尤加利	甜茴香	生薑	永久花
頁碼	32	35	38	40	43	46	48	50	52	54
肌肉骨骼系統									○	
消化系統	○	○	○		○			○	○	
呼吸系統		○			○	○	○			
泌尿系統		○					○			
男性生殖系統		○			○					
女性生殖系統		○		○						○
內分泌腺				○						
循環系統	○								○	
心血管系統	○				○					
淋巴系統	○									
神經系統				○	○					
中樞神經系統				○	○					
周邊神經系統				○	○					
皮膚系統		○			○					○
情緒問題				○	○					
居家應用	○			○	○	○	○		○	

針對精油的生理狀態及效用
可一併參考本書 Chapter 2 適合兒童的 22 種精油的詳細介紹。

穗花薰衣草	檸檬	沒藥	橙花	綠花白千層	歐薄荷	廣藿香	甜橙	羅文莎葉	馬鞭草酮迷迭香	花梨木	茶樹
57	59	62	64	67	69	72	74	77	80	83	86
	○				○	○	○				
		○	○	○	○			○	○	○	○
				○							○
				○							○
		○									
									○		
									○		
○					○						
			○		○			○			
			○		○						
○		○	○							○	○
○			○		○			○		○	
○		○	○	○	○			○	○		○

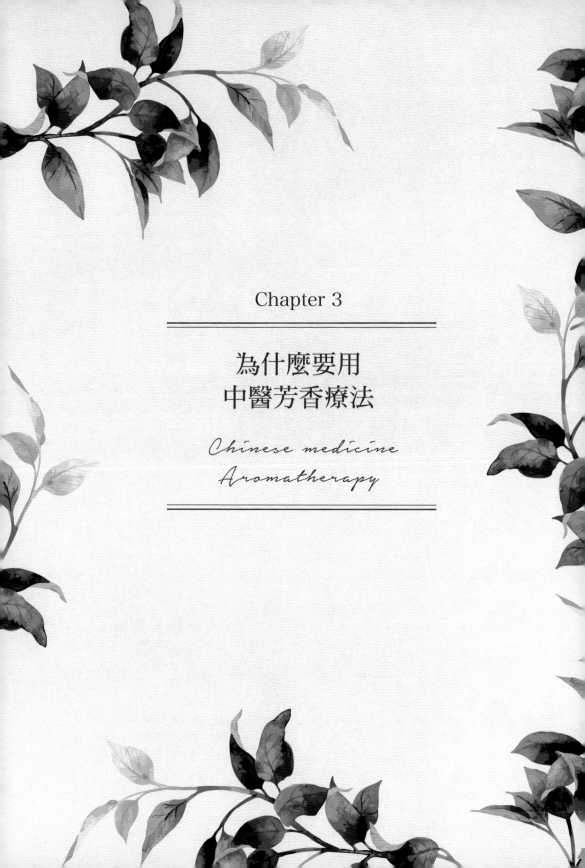

Chapter 3

為什麼要用
中醫芳香療法

Chinese medicine
Aromatherapy

芳香療法和中醫——結合的好處

現代人濫用抗生素，引發愈來愈多的健康危機。其實很多家長知道濫用抗生素所帶來的問題，但由於沒有一個更好的療法來替代抗生素，才會被迫依賴它。我把過往所做的芳療案例一一收集，結合編成這本《兒童中醫芳療》，希望可為一般家長和他們的孩子，尋找到一個保持健康的新方案。

本書主要以寶貝成長時常見的病症為中心，以一個個案例形式帶出芳香療法的應用方法和好處，讓家長們在主流的中、西醫之外，還能多一個簡便、天然、有效的方法，在家輕鬆處理這些寶貝常出現的小毛病。此外，也加入一些小孩經常飲用保健湯水的食譜（見附錄），希望大家都喜歡。

△ 中醫芳療完美結合

芳香療法是利用從植物萃取出來的油性物質，以提升和改善治療效果的療法。精油來自大自然，分子非常微細，利用揉搓按摩、蒸薰、嗅吸等方法，可以達到治療目的，簡單又好用；芳香療法多為外用塗抹，所以相當安全，但是涉及治療層面，必須有對應的準確診斷手法。

每一套醫學體系都有其優點、缺點，經我多年來的了解，發現無論英系、德系或法系芳香療法，也沒有自己一套的診斷系統。這是奇怪也無奈的現實，也許是這個原因，芳香療法一直被歸納在美容範疇，從古埃及木乃伊時代流傳到今天仍屬小圈子活動，這不但大大降低其使用率及準確度，有時更被誤解為騙人的技倆！

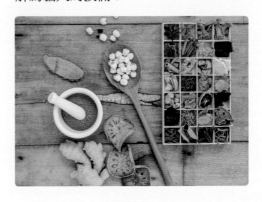

芳香療法和中醫──兩者相同處

芳香療法利用植物的油溶性物質來做治療，而中醫藥是利用植物的水溶性物質作為藥物治療疾病，兩者之間相同之處甚多，中藥講究藥材的原產地，芳香精油也一樣，不同原產地會讓植物所蘊含的化學成分有所分別；中藥講究製法，一般包括蒸、煮、燙、薰、烘乾、陰乾等，而芳香療法所用的精油，為讓它的化學成分得到保證，萃取方法也有精餾、水蒸餾、回餾、壓榨、CO_2 等之分，有的在萃取前還要把植物陰乾（玫瑰草、香茅等），或晒至半乾，又或許讓植物在自然環境下發酵（如廣藿香精油）。

為了達到最好治療效果，芳香治療師會根據病情把幾個精油調配，而且會根據治療特性而有不同比例，手法就像中藥方劑，由多種藥材按不同份量組成藥方，以達到最佳治療效果。每一個精油跟每一款中藥都同樣具有多樣的治療功效；中藥裡有藥對、藥組，精油裡也有油對、油組，如波旁天竺葵和絲柏油對，以及迷迭香、黑胡椒、薑這個油組，可以用於一切跟風寒襲絡相關的疾病，如風寒感冒、風濕性關節炎等。中醫裡有的同病異治、異病同治，在芳香治療裡也同樣適用。

另外在十幾年的精油應用裡，我發現精油原來也有陰性、陽性之分──甜馬鬱蘭安撫睡眠作用極佳卻非常陰寒，有一年冬天我只在胸口抹上兩滴，竟然半夜被凍醒，之後的兩週一股我從沒有過的涼氣纏繞著我的四肢……從此，我只會在為女性客人做更年期失眠配方時使用它，因為更年期婦女一定有潮熱、情緒亢奮等陰虛症狀；檀香有很好的補氣作用，這種特性跟黃耆一樣，而且用在督脈上，所以它可歸類在陽性油的一類。

芳香療法和中醫——用於診斷上

△ 中醫診斷方法補足芳香療法

芳療和中醫一樣是一個專門學科，精油在芳香治療師手裡就如「藥物」一般，欠缺診斷手法，就連顧客疾病也分辨不來，其配方也會失去意義。

中醫診斷手法——望、聞、問、切，以及八綱辨證，正好可彌補芳香療法的不足。芳香治療師通過觀望顧客的氣色、膚色、精神狀況以及神態，可知道跟顧客疾病相關的問題；和顧客交談、聽其聲音、語言、呼吸及咳嗽聲，還有氣味等，收集跟病情相關的資訊。

問診是芳香療法裡最重要一環，詢問顧客病症現狀、既往史、家族史等，結合其他相關資訊診斷顧客切實的病症，另外如果會切診就更好了。切診意思是號脈，號脈除了可以找出病症發生的臟腑，病情輕重，更可以推測病程發展，張仲景在《傷寒雜病論》裡常用寸口、趺陽、太溪這三種脈診法，其中寸口分寸、關、尺三步，兩隻手各三部加起來就是六部脈，寸、關、尺三步又分成浮、中、沉三侯；左手的寸部用於診斷心和膻中的病症，關部脈診是用於肝膽和隔（橫膈膜）的疾病；尺部診斷腎和小腹部（膀胱、小腸）部分的疾病；右手的寸部是肺部和心中疾病的診斷，關部為脾胃問題的診斷，右手的尺部和左手一樣，也是可以診斷腎和小腹部（膀胱、小腸）部分的疾病；疾病性質用八綱辨證分為陰陽、表裡、虛實、寒熱等。

透過這些手法，就可以準確的找出疾病屬性，這樣對於芳香治療師所做的配製更為重要，因為一個精準的精油配方可以快、狠、準的針對疾病。當然，我們還要掌握顧客的體質屬性。

△ 常見五大體質

中醫認為體質由先天、後天因素綜合而成；體質有強弱寒熱之分，不但決定身體的代謝功能差異，也決定一個身體致病因素的易感性，體質還是中醫養生的重要依據。每個人的體質可以很多樣化，就是說很多時候這九種體質並不是單一的存在，它們會混合、兼雜的存在。常見的體質有五類——平和型體質、陽熱型體質、陰寒型體質、痰溼型體質、燥型體質。

△ 從中醫看兒童健康

兒童成長過程中一直處於生長發育過程，年齡越小，生長發育越快，有關小朋友身體健康及生理病理，中醫上一直用「純陽之體」、「易虛易實」、「易寒易熱」的形容來概括；小朋友臟腑嬌嫩形氣未充，常常因為風寒、暑溼熱、食傷等這些問題發生傷風感冒、咳嗽、鼻子過敏、鼻炎、咽喉、腸胃消化不良等這類症狀。因為兒童免疫系統尚未成熟，所以發病急驟，傳變迅速。不過，如果得到正確治療，也很快痊癒。

中醫十大名家朱丹溪曾說，小朋友體質上有「三不足兩有餘」，肺脾腎的發育尚不完全（腎常虛、脾常不足、肺常不足、肝常有餘、心常有餘）。故此，我們在養育小朋友時應該順應五臟特點，例如：脾喜燥惡溼，我們就盡量避免給孩子吃一些溼寒食物；肺為嬌臟，十分嬌嫩，怕熱又怕寒的臟器，盡量避免風寒風熱侵襲；兒童容易心火肝熱，入睡會出汗，睡不好，需要常常清瀉肝火和心火；腎和脾就是「先天」和「後天」的關係，可以通過補脾養腎。讓孩子吃些醒脾開胃的食物，如：紅蘿蔔、山藥、紅棗、葡萄、雞肉等補脾胃，然後吃海帶、黑豆、木耳、山藥等食材溫補腎陽。本書也提供精油配方來調脾胃、心肝肺。

中醫五行論

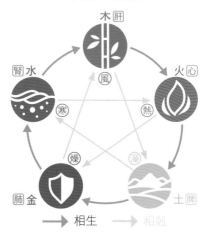

五大體質

平和型體質	這類人體質不寒不熱，體型胖瘦均勻，臉色光澤，食欲正常，睡眠良好，耐寒耐熱，精力充沛；舌質紅潤，舌苔淡薄。
陽熱型體質	身體強壯，聲高聲粗，常常有燥熱感，喜歡冷飲，膚色潮紅，怕熱，易煩易怒，容易失眠，小便量少色黃，大便乾；舌質紅絳，舌苔黃。
陰寒型體質	體型消瘦，臉色蒼白，怕冷，怕吹風，手腳容易冰冷，喜歡溫熱飲食，講話無力，容易疲倦，大便偏軟，容易腹瀉，小便次數多尿色淡，舌頭體肥大；不耐受寒冷環境。
痰溼型體質	嗜好甜食，經常感覺喉嚨有痰，卻吐也吐不盡，容易感覺頭暈身重，精神疲倦，嗜睡，睡覺容易打鼾。由於代謝能力不佳，廢物容易積累體內，進多出小，體型偏肥胖，較容易水腫；舌質淡，舌體肥大，有厚膩舌苔。此類人對潮溼天氣比較敏感。
燥型體質	乾燥體質這類人體型消瘦不容易增肥，容易感覺口渴，眼睛、喉嚨、嘴脣，及皮膚常常很乾燥，經常皮膚搔癢，眼鼻乾澀或便祕；身體常常因為體液不足而會有小毛病，分泌物較少。此類人對於乾燥天氣很敏感。

育兒必須記住的三經脈、三穴道、四手法

三經脈 | 適用【咳嗽、感冒、流行性感冒、支氣管炎等上呼吸道感染】

修讀中醫學後，我把中醫經絡和精油結合使用，發現效果更快更好。例如咳嗽，可以用尤加利精油[1]順著孩子雙手的肺經經絡上下來回搓，然後在前胸任脈（前胸中央縱線）、後背督脈（後背脊椎線）的位置上下來回搓，再橫向抹在喉嚨上，很快止咳。而感冒時的精油膏使用方法和咳嗽一樣。

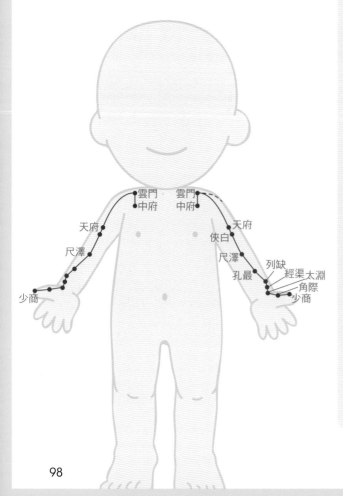

肺經─穴位圖

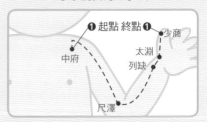

小兒按摩方式

❶ 肺經左右手各一條，左手的肺經以左邊鎖骨下方的中府穴為起點，沿著手臂外側至大姆指外側。

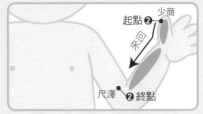

❷ 幫小孩按摩時，只需按少商到尺澤之間的範圍，用左手握住孩子的左手掌，用右掌沿著孩子的大姆指外側至手肘部位快速來回搓熱即可。

❸ 推完小孩的左手後換右手，方法相同。

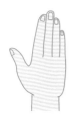

四指併攏，掌心放
鬆，利用四指指腹與
掌心，同時上下來回
搓揉。

影 音 示 範

小兒按摩方式

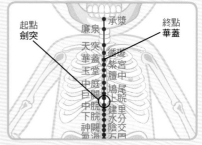

承漿
廉泉
天突
起點
劍突
華蓋
玉堂
中庭
巨闕
中脘
下脘
神闕
氣海
循璇
紫宮
膻中
鳩尾
上脘
建里
水分
陰交
石門
終點
華蓋

❶ 請讓孩子平躺。

❷ 只需從前胸的劍突處（胸骨正中線
最下方）到華蓋為止。

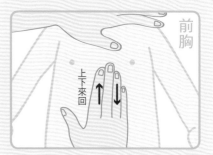

前
胸

上
下
來
回

❸ 搓揉任脈時，手掌放軟、放鬆，掌
心貼著皮膚，指尖向上順著孩子正
面胸骨的彎度，由下向上來回搓揉
到手掌稍微發熱，精油膏完全吸收
即可。

❹ 手掌橫向或縱向皆可，上下來回快
速搓熱皮膚即可，這動作是為了讓
精油快速進入皮膚。

任脈—穴位圖

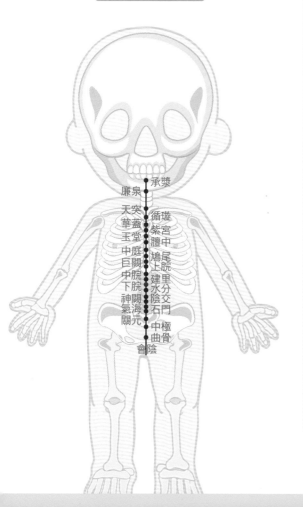

承漿
廉泉
天突
華蓋
玉堂
中庭
巨闕
上脘
中脘
下脘
神闕
氣海
關元
循璇
紫宮
膻中
鳩尾
上脘
建里
水分
陰交
石門
中極
曲骨
會陰

按摩手勢

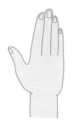

四指併攏，掌心放鬆，利用四指指腹與掌心，同時上下來回搓揉。

督脈一穴位圖

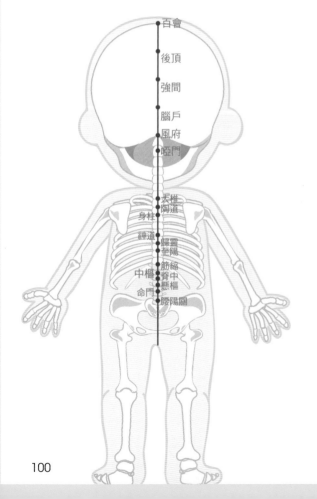

百會
後頂
強間
腦戶
風府
啞門
大椎
陶道
身柱
神道
靈台
至陽
筋縮
中樞
脊中
懸樞
命門
腰陽關

小兒按摩方式

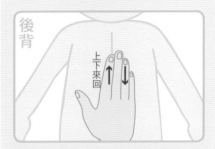

後背　上下來回

❶ 讓小孩以舒適的姿勢躺下趴著。

❷ 搓揉後背督脈的上半部（大椎至筋縮穴）即可。手掌上下來回搓揉。

❸ 搓揉時，手掌放軟、放鬆，順著孩子背部脊椎骨的彎度上下來回搓揉，直到精油膏完全吸收，接觸面稍微發熱即可。

注意事項：

搓之前最好給孩子穿上長袖衣服，搓完後拉下衣服。
因為搓完後，會打開皮膚的毛孔，容易招寒邪進去體內，用衣服遮擋十分鐘左右，就會自動關閉皮膚毛孔。

藍甘菊按摩膏[2]

配合天河水，退六腑（天河水和六腑都是位於手前臂的陰面），在這些地方抹上藍甘菊膏配合動作，可達到清退臟腑內熱，滋水涵陽，平衡陰陽的作用。藍甘菊按摩膏的配方是針對消炎、化熱、退燒，配合綠花白千層有發汗作用。除了用於退熱退燒，有機德國洋甘菊含有高比例的天藍烴，和十月採收的歐薄荷搭配，能有效消炎、消腫、化熱。塗在喉嚨痛，淋巴結發炎，對於乾咳、熱咳、熱痰可配合止咳膏[3]使用。對於風熱感冒可配合感冒膏[4]使用。對於積食化熱可配合腸胃膏[5]使用。

三穴道 | 適用【哮喘和氣喘】

哮喘和氣喘最大問題是氣管收縮引起痙攣，有機會使血液及氧氣輸送到大腦的供應不足，大腦缺氧十分鐘就有生命危險。調油可用於後背第七頸椎旁 1.5 公分的定喘穴和前胸上的天突穴上。

天突穴	定喘穴	豐隆穴 適用【化痰】

天突穴

小兒按摩方式

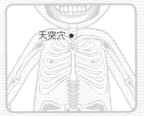

❶ 位於人體喉結下面，左右胸鎖骨的中間點。

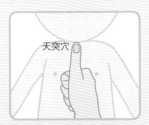

❷ 用大拇指指腹揉按天突穴一至三分鐘。

定喘穴

小兒按摩方式

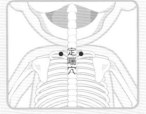

❶ 位於背部，第七頸椎棘突下，兩側 0.5 寸。

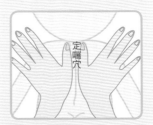

❷ 用大拇指指腹揉按定喘穴一至三分鐘。

豐隆穴 適用【化痰】

小兒按摩方式

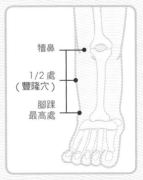

❶ 用大拇指指腹按豐隆穴一至三分鐘。

豐隆穴

中醫有說：「脾生痰胃盛痰，脾胃溼」，脾胃弱的人就很容易有痰。小腿外側的豐隆穴，是人體化痰最好的穴位，豐隆穴在脾經上，平日可以經常用止咳化痰❻配方精油搓揉豐隆穴，化痰並止咳。

哮喘和止咳精油

調配精油可以用松紅梅、檸檬尤加利、綠花白千層、橙花或甜馬鬱蘭這幾種精油調和在一起，6 至 8 滴在紙巾上覆蓋口鼻上吸嗅，即可看到效果。對於所有氣喘的配方，我們要關注副交感神經系統的收縮氣管及交感神經系統的擴張氣管。

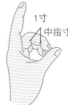

注意事項：

1 寸：依患者的中指中節彎曲時，手指內側兩端橫紋之間的距離。

❶ 請看「檸檬尤加利」配方 3　第 49 頁
❷ 請看「藍甘菊按摩膏」配方 1 第 118 頁
❸ 請看「止咳膏」　第 105 頁
❹ 請看「抗感冒膏」　第 105 頁
❺ 請看「腸胃膏」　第 105 頁
❻ 請看「止咳化痰」配方 1　第 112 頁

四手法 | 適用【發燒】

身體的十二條經絡分別對稱的分布在人體的兩側，手的陽面有三條陽經，陰面有三條陰經，分別是手太陰肺經，手厥陰心經，手少陰心經，退燒精油抹在手前臂的三條陰經有刺激三條陰經滋水涵陽作用，配合**清天河水、退六腑、清三關**等手法效果明顯。如果做完清天河水溫度沒有降下來很多，我們還可以做「打馬過天河」。

影 音 示 範

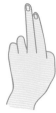

按摩手勢

輕推法：用食、中二指沿著皮膚輕掃過去。

彈打法：用食、中二指自總筋處一起一落彈打直至曲澤。

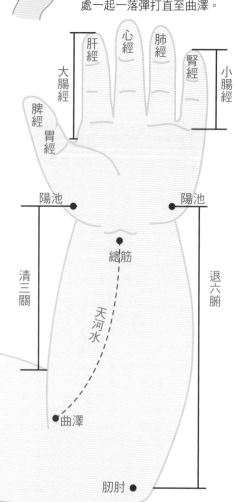

肝經　心經　肺經　腎經　小腸經
大腸經
脾經　胃經
陽池　　　　陽池
總筋
清三關　　　　退六腑
天河水
曲澤
肐肘

| 清天河水 | **39.5** 度以下發燒 |

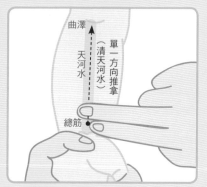

小兒按摩方式

曲澤
天河水
單一方向推拿（清天河水）
總筋

❶ **天河水**：天河水穴位於前臂陰面中央，掌心朝上從手腕總筋至曲澤一直線叫做「天河水」。

❷ **輕推法**：用食指、中指的指腹自手腕紋（總筋）推至手肘（曲澤），稱「清天河水」。

❸ 將藍甘菊按摩膏❷先抹在雙手前臂陰面上，家長一手握住孩子的手掌，一手用食指和中指，兩指指腹從手腕往手肘的方向，橫式單向輕輕掃過，這個操作重點是手要放鬆，心無雜念，動作越輕快效果越好，以 200 下為一組。這條線是剛好在心包經上，逆向推心包經有清熱不傷陰的作用。

打馬過天河 39.5 度以下發燒

小兒按摩方式

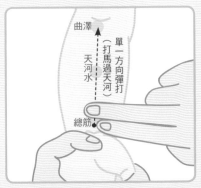

❶ 打馬過天河：以打彈法的方式，輕輕由下往上彈打天河水的按摩手法叫做「打馬過天河」。

❷ 彈打法：以藍甘菊按摩膏❷先抹在「天河水」的脈路上，然後用食指和中指一次次輕輕彈打約 100 下，由手腕往手肘的方向拍打過去。打馬過天河的清熱效果大於清天河水，可邊吹氣至手臂內側。

退六腑 39.5 度以上高燒

小兒按摩方式

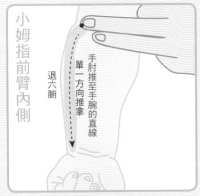

❶ 退六腑：前臂尺側（小姆指內側），掌心朝上從手肘至手腕的直線。

❷ 輕推法：以藍甘菊按摩膏❷先抹在退六腑的路線上，左手握住孩子的左手掌，用右手的食指和中指從手肘至手腕輕推 100 下，直到孩子的手變涼。臟腑裡五臟屬陰；六腑屬於陽，退六腑適合用在 39.5 度以上臟腑實熱症狀，能快速退熱。

小兒按摩方式

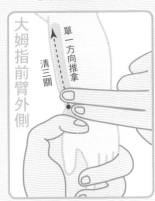

清三關 39.5 度以上高燒

❶ 清三關：三關穴位於前臂外側邊緣。清三關是從大拇指掌根外側至手肘外側。

❷ 輕推法：如果體溫在攝氏 39.5 度以上就算是高燒，這時候要「清三關」，家長一手握住孩子的手掌，一手將食指和中指並排，以兩指的指腹，從手腕單向往手肘輕掃。大約 200 下為一組，我們要注意清三關是比較寒的，不可以多做。

注意事項：

發燒這裡要注意的是手勢動作要很快，在中醫角度裡，速度快的為泄瀉，緩慢的為補法，故這裡的動作要求是每分鐘 200 下！另外媽媽做的時候還得要心無旁鶩，不要著急想孩子盡快退燒。推拿時候的氣場會影響效果，全神貫注和心不在焉效果會截然不同。小孩病情變化很快，若多日高燒不退，仍建議就醫。

DIY 精油膏的祕訣

❶ 精油膏的好處

　　我喜歡把配方做成膏狀，使用更方便，而膏體還可以加入一些中藥萃取物，針對不同問題來加強效果。處理呼吸道、鼻炎、腸胃問題都很適合做成膏狀，膏狀和油狀比較，膏狀可以延長精油功效，調製膏的基底油也能增加許多功效。

❷ 油膏軟硬調製比例

	原蜂蠟	脂類 (蘆薈脂)	植物油	本書 DIY 用品
罐裝油膏(硬)	25g	10g	65㎖	✅ 小兒病症膏、唇膏
罐裝油膏(中)	20g	14g	66㎖	❌
罐裝油膏(軟)	15g	12g	73㎖	✅ 溼疹膏
罐裝油膏(液)	5g	5g	90㎖	✅ 唇蜜

▲以上比例參考使用，原蜂蠟指未精級的蜂蠟，建議使用麥蘆卡蜂蠟。夏天可提高原蜂蠟的比例使硬度變高，脂類（如：蘆薈脂）越多保濕度也就越佳，另外，蘆薈脂可以協調膏體軟硬度，包覆著精油進入細胞調節精油的揮發速度，安撫皮膚細胞抗發炎。

❸ 製作精油膏（單位：100g）

材料	工具
原蜂蠟	150㎖ 玻璃量杯
蘆薈脂	不鏽鋼鍋
植物油	電磁爐
精油配方 （用電子秤量好份量）	玻璃攪拌棒
	消毒玻璃罐（20g）5 個
	溫度計

Tip：工具洗淨後，用奶瓶消毒鍋烘乾。

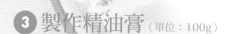

精油膏作法

❶ 將原蜂蠟、蘆薈脂、植物油依序加入 150 毫升玻璃量杯裡。

❷ 混合均勻，並放到電磁爐上方隔水加熱（不銹鋼鍋內裝冷水，再放入量杯，冷水不要超過量杯液體高度）。

❸ 加熱至原蜂蠟融化（約 60 度）後關火。

❹ 然後把精油配方依序加入玻璃量杯裡攪拌均勻。

❺ 倒入玻璃罐裡，在常溫下凝固成膏體即可。

溼疹，尿布疹膏

材料

九製紫草油 73ml

原蜂蠟 15g

蘆薈脂 12g

精油配方：

穗花薰衣草精油 20 滴

乳香精油 20 滴

德國洋甘菊精油 30 滴

羅馬甘菊精油 20 滴

使用方法

在患處抹上精油膏，輕輕按摩至完全吸收。一日抹三至四次，直至溼疹痊癒。

▲九製紫草油　第 151 頁

退燒化熱膏

材料

荷荷芭油 35ml

葵花籽油 30ml

原蜂蠟 25g

蘆薈脂 10g

精油配方：

德國洋甘菊 20 滴

歐薄荷 20 滴

真正薰衣草 20 滴

綠花白千層 20 滴

使用方法

把適量退燒軟膏抹在雙手前臂的內側，塗抹均勻後，食指中指在手臂內側從手腕至手肘輕輕向上掃，直至完全退熱。

▲四手法　第 102-103 頁

腸胃膏

材料

向日葵油 25ml

小麥胚芽油 40ml

原蜂蠟 25g

蘆薈脂 10g

精油配方：

甜橙 20 滴

羅馬洋甘菊 20 滴

廣藿香 20 滴

穗花薰衣草 20 滴

黑胡椒 20 滴

使用方法

每次沾取綠豆大小的精油膏，在手掌搓溶後抹在腹部上，順時針揉搓按摩至於精油膏完全被吸收即可。

抗鼻炎膏

材料

中藥材浸泡油 60ml

（蒼耳子 50g 浸泡在荷荷芭油 200ml 裡 3 個月，過濾藥材後使用）

原蜂蠟 25g

蘆薈脂 10g

精油配方：

紅沒藥 20 滴

松紅梅 20 滴

藍絲柏 20 滴

花梨木 20 滴

羅馬洋甘菊 10 滴

印度橙花 10 滴

使用方法

每天三次用棉花棒沾取綠豆大小的精油膏抹在鼻腔裡，再用食指沾取一樣大小，上下來回按壓迎香穴 20 下。（次數以嚴重程度來決定），建議早晚各一次，直至症狀緩解或痊癒。

止咳膏

材料

葵花籽油 65ml

原蜂蠟 25g

蘆薈脂 10g

精油配方：

印度檀香 20 滴

松針 8 滴

雪松 8 滴

藍膠尤加利 4 滴

檸檬尤加利 4 滴

松紅梅 4 滴

印度橙花 4 滴

使用方法

每天使用五至六次（次數以咳嗽嚴重程度來決定），我們也是搓前胸任脈，後背督脈和兩隻手的肺經，記得每處要搓熱，基本上搓三至五天，咳嗽就會減少和好轉。

抗感冒膏

材料

甜杏仁油 65ml

原蜂蠟 25g

蘆薈脂 10g

精油配方：

綠花白千層 20 滴

桃金娘 30 滴

藍膠尤加利 30 滴

沉香醇百里香 20 滴

使用方法

先沾取適量精油膏於手掌搓溶化，在前胸，後背中線位置上半部及雙手拇指直線往上快速來回搓熱至精油膏完全吸收，另沾取適量抹在喉嚨位置上；建議二至三個小時使用一次，直至症狀緩解或痊癒。

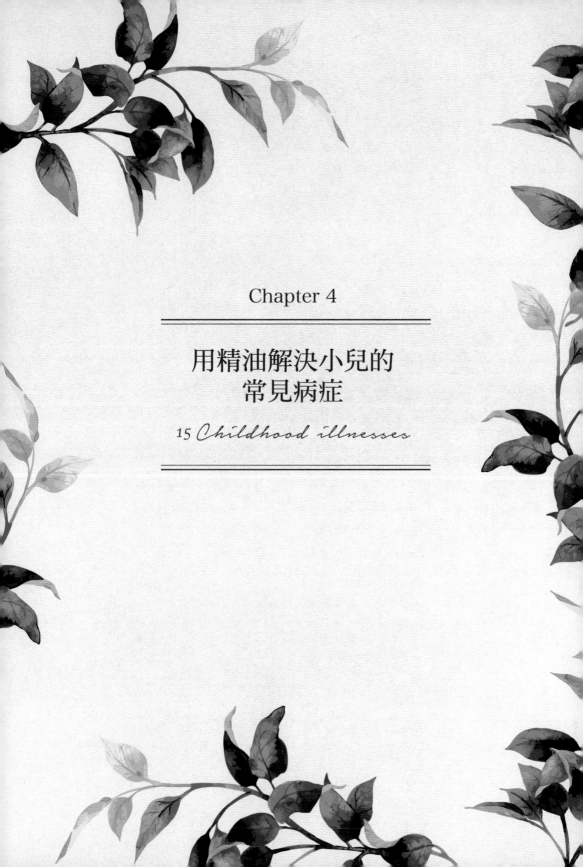

Chapter 4

用精油解決小兒的
常見病症

15 *Childhood illnesses*

流行性感冒

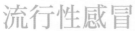

流感是由流感病毒引起的急性呼吸道感染，從中醫對於流行性感冒，認為主因在於人體免疫力降低，導致外邪入侵致病。中醫角度看，會以扶正祛邪的方式幫助免疫細胞驅趕外敵，幫助縮短整體病程。

小兒流感

案例

曾小姐有兩個孩子，姐姐三歲了，妹妹才七個月大。姐姐免疫力差，上幼兒園後，被其他小朋友傳染感冒，連妹妹也遭殃。兩人反覆感冒，病到媽媽也麻木了，吃藥整天昏沉想睡覺，卻很淺眠睡不安穩，睡眠淺，每晚醒好幾次；而且食欲越來越差。我告訴曾小姐，姐姐三歲牙齒已長齊就該戒奶粉，牙齒長出來後胃就比較難消化奶粉，奶粉較溼寒困住脾胃，這樣胃口肯定不好，脾胃是氣血生化之源，脾胃不好必然影響免疫系統。

我請曾小姐用流感配方搓前胸任脈，後背督脈的上半部，以及雙手肺經，兩小時內搓三次，之後每隔三小時搓一次；一天搓六次；整天用花梨木、藍膠尤加利、穗花薰衣草各三滴薰香。第二天曾小姐說她們流鼻涕和咳嗽都好了七八成，孩子的精神很好；第三天裡，第一與第二次相隔一小時，第三次隔三小時，終於清除流感。流感配方中，花梨木、羅馬洋甘菊精油能夠養護呼吸道，藍膠尤加利精油能提升免疫力，薰衣草精油則有協同作用。

1 請看「肺經」 第98頁
2 請看「任督、督脈」 第99-100頁

以往流感大家都會看西醫，打針注射或服用抗生素，覺得中醫藥材很苦，而且效果很緩慢，所以不管中醫是否真有療效，亦不理會西藥是否適合自己，都往西醫診所方向走。而我看過兩本關於感冒的書——《感冒應該看中醫》和《別讓感冒藥害了你的命》後，我對中醫治療感冒有不同的看法，決定選擇用精油搭配中醫經絡來處理流感問題，既能達到中醫治療感冒時的固本培元效果，同時效果更快更好。

Good idea 芳療師有辦法
流行性感冒配方 ❶

材料
★ 荷荷芭油 20ml

精油配方：
★ 桃金孃 6 滴
★ 花梨木 4 滴
★ 羅馬洋甘菊 3 滴
★ 德國洋甘菊 3 滴

使用方法
將複方精油塗在肺經、任督二脈上，上下搓熱皮膚。操作重點在於，整個手輕輕緊貼在皮膚上，快速上下來回搓熱身體，直到手下有發熱感覺，然後拉下衣服蓋住搓熱的地方即可。

製作方法：把**精油配方**依序加入到荷荷芭油裡，攪拌均勻即可。

咳喘、哮喘、久咳
咳嗽
Cough

中醫認為咳嗽屬肺氣不利表現，咳嗽的原
因很多。主要選用疏風、宣肺的治療方
式。感冒會造成呼吸道不適引起咳嗽，咳
嗽也有可能是咽喉、氣管、支氣管發炎
或肺感染的問題。

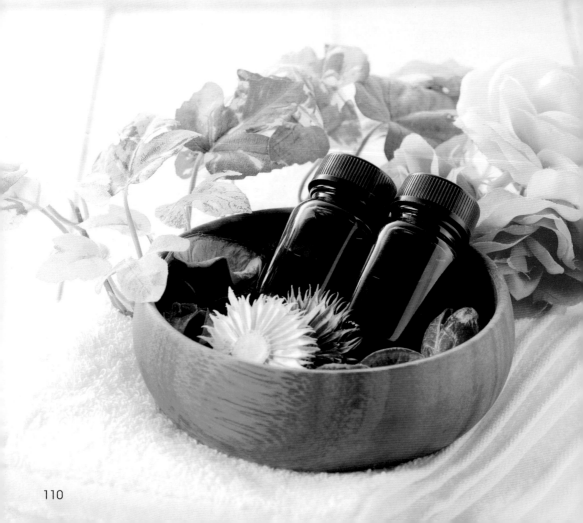

小兒咳喘、哮喘

李小姐的女兒今年 5 歲，因為早產，出生時不到 1.5 公斤（3.3 磅），在保溫箱住一個多月才可回家。孩子本身免疫力已經不好，在出生後還患上感冒，李小姐說：「女兒從小常生病，感冒連著咳嗽、哮喘一起來；而她脾胃欠佳不愛吃飯，又愛挑食；經常睡得很淺，老是醒醒睡睡。我們已很小心照顧，但還是幾乎每月都要進醫院……。上個月也是感冒後咳嗽連著哮喘，就住院十幾天；才剛出院，上星期又感冒、咳嗽、咳喘，開始時痰是白色、較稀，現在已經變較稠的黃綠痰。一直有用加溼器，什麼特效藥、國內國外托人買的藥或營養補充劑都服用過，但沒見改善……。」

一個孩子生病，所有家人都擔心她有危險，夜裡全家總動員，三個大人輪班守候不敢睡，大家都疲於奔命。幸好孩子住院時李小姐認識了我的朋友，介紹之下跟我聯絡上了。

李小姐的女兒早產屬於先天不足，脾胃為後天之本（因為不愛吃飯兼挑食），要提升免疫力，前提是脾胃必須要好；但孩子現正咳喘期，咳喘和哮喘

發生的原因是由於氣管受到刺激引起收縮、痙攣，如果有痰就相對比較危險，所以芳療的方案先止咳化痰、平喘。

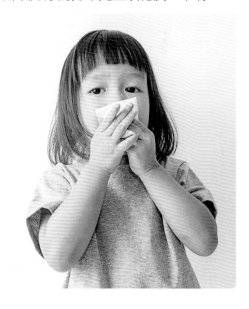

Good idea　芳療師有辦法
止咳化痰配方❶

材料
★ 荷荷芭油 20㎖

精油配方：
★ 馬鞭草酮迷迭香 5 滴
★ 藍膠尤加利 3 滴
★ 松紅梅 2 滴
★ 綠花白千層 2 滴
★ 沉香醇百里香 2 滴

使用方法
前胸任脈[1]上半部及後背督脈[2]上半部快速的上下來回搓。搓小腿外側的豐隆穴[3]位。

製作方法：把**精油配方**依序加入到荷荷芭油裡，攪拌均勻即可。

📖 中醫芳療有解釋

配方❶「止咳化痰」：豐隆穴[3]是人體化痰最好的穴位，它在脾經上。中醫有說：「脾生痰胃盛痰，脾胃溼」，脾胃弱的人就很容易有痰。平日可以經常用這個精油配方搓完後，再用艾條灸。

Good idea　芳療師有辦法
平喘配方❷

材料
精油配方：
★ 甜馬鬱蘭 3 滴
★ 印度橙花 1 滴
★ 松紅梅 1 滴
★ 羅文莎葉 2 滴

使用方法
滴在紙巾，紙巾輕輕覆蓋在口鼻上，每次大概吸嗅十到十五分鐘。

材料
精油配方：
★ 甜馬鬱蘭 1 滴
★ 印度橙花 1 滴
★ 松紅梅 1 滴

使用方法
配合精油抹在定喘穴、天突穴[4]上加強刺激。這個配方可以很快速地平喘。

製作方法：把**精油配方**依序加入到精油瓶裡稍微搖晃均勻即可。

📖 中醫芳療有解釋

配方❷「平喘」：這個配方可以很快速撫平咳喘。因為甜馬鬱蘭和印度橙花都具有極佳安撫氣管痙攣、擴張及安撫呼吸道、安撫神經系統的功能；松紅梅和羅文莎葉則具有清理氣管，安撫咳嗽作用。這兩種油都非常溫和，我喜歡把它們用在孩子較弱的呼吸系統上面；咳喘的治療我們要考慮到安撫氣道，止咳才能真正起作用，單一行事並不明智。

這種情況下兩個配方的順序不能混亂：

★ 這兩個配方使用在咳嗽裡，第一個小時可以用兩到三次，可以快速撫平喘或止咳。因為人體細胞會記憶病症，例如得過一次肺炎，以後就相對地會比較容易得肺炎；例如咳喘，習慣性的咳嗽會導致肺氣很虛弱，所以咳嗽好了後要補肺氣，這樣以後感冒之後就不會容易咳嗽了。但是，補肺氣需要較長時間，這道工序在中醫來講屬於固本培元。

★ 如果孩子只有哮喘，我們只需要用**平喘配方**；相反地，孩子只有痰咳嗽，也只需要用**止咳化痰配方**好了。

補肺氣配方❸

材料
★ 荷荷芭油 20㎖
精油配方：
★ 絲柏 5 滴
★ 印度老檀香 3 滴
★ 歐白芷 1 滴
★ 甜橙 1 滴

使用方法
每天早晚抹在前胸任脈❶上半部，後背督脈❷上半部及後腰尾椎上，上下來回搓熱。

製作方法：把精油配方依序加入到荷荷芭油裡，攪拌均勻即可。

 中醫芳療有解釋

補肺氣：大部分需要用到的是木質類精油；例如絲柏、印度老檀香、歐白芷、甜橙。當中最好的是印度老檀香，老檀香需要六十年樹齡的檀香木心或根部萃取精油，可以用於安神靜心，年分愈老補氣效果最好；歐白芷用在肺部感染和久病元氣大傷上；甜橙是從果皮壓榨出來的精油，含有檸檬烯和月桂烯，存放一年左右的甜橙，氣味渾圓有化痰及補氣的作用，這種功效跟廣東人煲湯用的陳皮有相似的作用。補肺氣濃度只需要 3%，但是需要每天規律地抹在前胸任脈❶，以及後背的督脈❷上半部，急治療，緩為養！

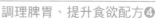

調理脾胃、提升食欲配方❹

材料
★ 荷荷芭油 100㎖
精油配方：
★ 廣藿香 20 滴
★ 黑胡椒 20 滴
★ 甜橙 30 滴
★ 萊姆 10 滴

使用方法
每天早晚一次，20 滴油塗抹在肚子，順時鐘繞著肚臍輕輕揉按至吸收。

製作方法：把精油配方依序加入到荷荷芭油裡，攪拌均勻即可。

 中醫芳療有解釋

調理脾胃：等孩子咳喘好了後，我們可以進入調整脾胃的階段。脾胃問題主要是壯實脾胃、提升食欲，廣藿香和黑胡椒能夠很好的溫補脾胃，搭配甜橙就能把整個脾胃的機能調動起來。提升食欲裡，我印象最深刻的是萊姆（青檸），它讓我幾次的減肥大計失敗，因為萊姆是芸香科裡唯一一個蒸餾出來的精油，有細緻的香氣，聞到它的氣味，唾液腺立即被刺激，不停分泌口水。把它放到這裡來，提升食欲效果更佳。

❶ 請看「任脈」 第99頁
❷ 請看「督脈」 第100頁
❸ 請看「豐隆穴」 第101頁
❹ 請看「定喘穴、天突穴」 第101頁

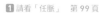

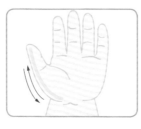

脾胃經

在孩子的大拇指側邊的脾胃經（指尖到指根的部分）塗抹兩滴配方，併攏食指中指在脾胃經上面來回刮動（平補平瀉）。

小兒久咳

案例

在芳療師生涯裡，經常會遇到孩子久咳的案例。所謂久咳是指持續咳嗽依然不斷尾，天天咳、晝咳夜咳。家長帶孩子不停看醫生，認真地依時服藥，就是好不了。

我做過一個最久的咳嗽個案：二十六年！顧客是一個 50 幾歲的女人，咳嗽二十六年就看醫生足足二十六年，最後醫生處方的類固醇藥物，還是幫不了她。這個病人說：「簡直就會咳到我撒尿了，連走路也咳得很厲害！」最終我給她久咳配方的精油膏，就可以漸漸止住了咳嗽。

何小朋友今年 7 歲，小學二年級，從小就是敏感體質，所以經常生病，這次咳是從五月到翌年三月共十個月，較多集中在晚上剛上床十點後，十一至十二點左右咳嗽，早上剛起床時候也會連續咳嗽十至二十多聲，換了很多個醫生也看不好。這種咳嗽原因是因為氣逆引起氣管痙攣，他們咳起來會一連串都不停，咳到臉紅甚至眼淚流不停，咳到肋骨用力、呼吸也痛。咳得久了肺氣就變弱，所以精油配方兼顧到順氣補肺這一點最為關鍵。

Good idea **芳療師有辦法**
順肺止咳配方❶

材料
★ 葵花籽油 20㎖

精油配方：
★ 印度檀香 5 滴　　★ 檸檬尤加利 1 滴
★ 松針 2 滴　　　　★ 松紅梅 1 滴
★ 雪松 2 滴　　　　★ 印度橙花 1 滴
★ 藍膠尤加利 1 滴

使用方法
每天用五至六次（次數以咳嗽嚴重程度來決定），我們也是搓前胸任脈❶，後背督脈❷，和兩隻手的肺經❸經絡，記得每處要搓熱，基本上搓三至五天，咳嗽就會減少和好轉。

製作方法：把**精油配方**依序加入到葵花籽油裡，攪拌均勻即可。

Good idea **芳療師有辦法**
順氣補肺配方❷

材料
★ 荷荷芭油 100㎖

精油配方：
★ 印度檀香 20 滴　　★ 雪松 20 滴
★ 松針 20 滴　　　　★ 歐白芷 10 滴

使用方法
精油調和後，每次 10 滴抹在尾椎、命門，以及下腹的關元、氣海這些納氣的穴位。

製作方法：把**精油配方**依序加入到荷荷芭油裡，攪拌均勻即可。

📖 中醫芳療有解釋 ────

順肺止咳：我知道最好的精油是印度檀香、雪松、松針[4]。這三種精油是木質類精油，其特點是可以久放，而且放越久品質越好，氣味越醇。三個木質類在順氣補肺的效果上，印度檀香最好，市場上印度檀香非常罕見，而愈老的印度檀香補腎就愈好，順氣補肺配方裡我都選用印度老檀香，我會按照顧客氣的強弱，來訂配方裡檀香的份量。

補腎養氣：三者還有一個共同特點；補腎養氣，學過中醫的都知道，肺吸氣腎納氣，《類證治載‧喘症》說：「肺為氣之主，腎為氣之根，肺主出氣，腎為納氣，陰陽相交。」由此可知，呼吸和腎的關係多大。這些久咳必須在治療咳嗽同時把腎氣補上去，才能有效止咳。最大問題是止咳其實很簡單，要在止住咳嗽後，還要一段頗長的時間做好順肺補腎氣的調養，如果不把腎氣補上去，很容易一點點誘因又再咳起來了。

📖 中醫芳療有解釋 ────

順氣補肺：咳嗽停止後，我們主要做順氣補肺的治療，配方可以用到我很喜歡的組合（順氣補肺配方❷）──印度老檀香、雪松、松針、歐白芷。記得我小時候的每個冬天，肯定要咳嗽一整季，咳到呼吸也會痛，嚴重程度到失禁，不停咳，冬天經常不能上學去，所以我很清楚久咳得辛苦和尷尬。我本身的肺氣也很弱，上課時每到傍晚就感覺上氣不接下氣，有一次連續不停講課一週後，連講話也沒氣，但還要繼續教課，我就用這幾種精油，調合後抹在尾椎、命門上面，下腹部的關元、氣海這些納氣的穴位，只要配方和按摩到位，真的會感到一瞬間打通了任督二脈的感覺，氣就通順了。我喜歡把這配方做成膏狀，使用更方便，而做精油膏還可以加入一些中藥萃取物，針對不同問題而加強效果。

尾椎、命門

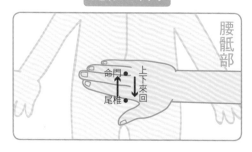

腰骶部

命門
上下來回
尾椎

關元、氣海

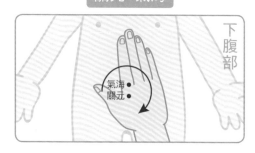

下腹部

氣海
關元

有關止咳化痰食療 *

所謂「食藥不如食療」，我本身是廣東人，喜歡利用湯水來養護身體。淮山、芡實、蓮子、百合配合小米，每天煲粥早上吃，對於脾胃有很好的療養作用。

---

❶ 請看「任脈」 第 99 頁　　❹ 松針，又名歐洲赤松，學名 *Pinus Sylvestris*。
❷ 請看「督脈」 第 100 頁
❸ 請看「肺經」 第 98 頁
★請看【咳嗽、哮喘、咳喘】白果定喘湯、百合防咳湯　第 213 頁

發燒
Fever

發燒是透過肌肉收縮及寒顫來產生熱能，
透過提高身體的代謝率，
抵抗外來的寒邪，
讓體溫超過攝式 37.5 度。
中醫主張退燒一定要「微微出汗」，
表示藥方已經成功在身體上發揮作用了。

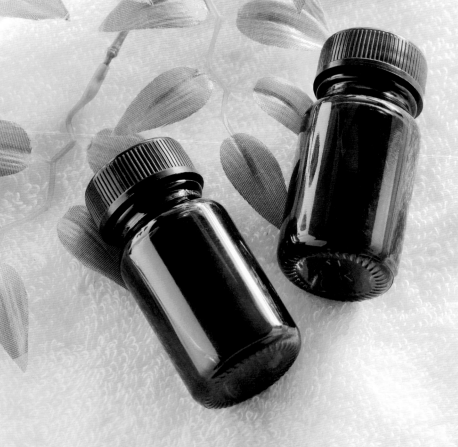

小兒發燒

案例

「豬豬」是陳小姐的兒子，兩個多月大時突然在晚上十一點發燒起來，很快燒到 39 度。豬豬的爸爸很擔心，堅持要帶去醫院接受治療，陳小姐則是芳療愛好者，想堅持用精油膏給豬豬退燒，但是拗不過爸爸，就把精油膏帶上，在車上陳小姐一直用藍甘菊按摩膏給豬豬推「天河水」[1]，還沒到醫院，豬豬就已經退燒了。

豬豬爸說：「既然已經來到醫院了，就看看醫生怎麼說吧。」醫院如平常有很多病人候診，掛了號，護士說前面還有五十幾個人，勸他們帶豬豬回家，豬爸卻堅持讓醫生檢查一下發燒的原因；排了快三個小時，終於輪到豬豬，醫生根本也沒有檢查什麼就說：「這麼小的 Baby 發燒到 39 度，去驗血吧。」驗血結果是細菌感染，醫生說要吃消炎藥；陳小姐不放心再找了另外一個醫生看驗血報告，這個醫生卻說驗血結果看不出什麼原因，要打點滴，然後讓寶寶排尿、驗尿。陳小姐很抗拒這些作法，既然都已經退燒了，就帶豬豬回家了。

發燒是身體抵抗外邪的方法

第二天早上陳小姐來問我：「豬豬發燒會是什麼原因引起的呢？」

寶寶年紀小，免疫力不高，任何細菌都有可能會讓寶寶受到感染而發燒，有的孩子還會反覆發燒，就算打點滴，吃抗生素還會斷斷續續發燒幾天，豬豬的情況也是這樣。白天豬豬情況正常，吃得玩得跟平常一樣，到半夜卻又燒起來了，這次沒有燒很高，都不超過 38 度。陳小姐又是給豬豬用藍甘菊按摩膏推「天河水」[1]，半個小時左右燒退下來了；但到隔天早上，又開始有一點發熱。我吩咐陳小姐多給豬豬喝水，然後注意其精神情況，如果跟平常一樣能吃、能大小便、愛笑愛玩就不用太擔心；相反地，若孩子嗜睡、不喝不吃，對玩耍提不起興趣就要送醫院，我不反對西醫，只是要在合理情況下使用。

和豬豬同一個時間發燒的還有海南 5 歲小孩「牛牛」，同樣是找不出原因

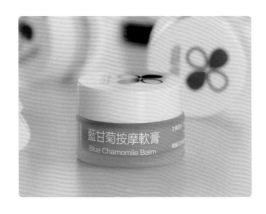

藍甘菊按摩軟膏
Blue Chamomile Balm

的發燒，他媽媽第一次使用藍甘菊按摩膏，問了我意見之後，就給他以藍甘菊按摩膏推天河水[1]，在半小時內退燒後就沒有再燒了。

退燒精油提升孩子免疫力

發燒是孩子成長必經之路，每個孩子都要經歷八至十次才能長大，對比其他病痛如感冒、咳嗽這些問題，爸媽顯然地對孩子發燒更為緊張，主要原因是有時發燒會引發很嚴重的後果。

還記得老一輩經常掛在嘴邊：「發燒會燒壞腦袋！」我就聽過一個學生提到，朋友的孩子就是發燒導致腦膜炎，這樣是有可能影響孩子的發育及日後的健康問題。（其實，這裡是因為腦膜炎引致發燒，不是發燒帶來的腦膜炎，有些本末倒置了。）

引起發燒的原因有很多，例如：感冒、扁桃腺發炎、中耳炎、鼻竇炎等，都會出現發燒這症狀；當然，還會有一些是找不到原因的發燒。

人體本身溫度維持在 36.5 至 36.8 度左右，主要是大腦調節體溫的中樞下視丘不停在燃燒能量，調整體溫的恆常，最多也就是 37 度。正常人一天體溫變化一般會超出上下 1 度，如果身體出現其他原因的發炎，就會使得體溫升高。醫學上來說，一般發燒溫度大多介在 38 至 41 度，40 度以上就算高燒。

另外，還有一種讓孩子因高燒而抽筋的「高燒驚厥（熱痙攣）」，是由於肝風內動，影響到腦部神經而引致手腳抽筋。

精油在退燒這機制上，主要是作用在於消炎，所以我們會用到一些有消炎作用的精油。以精油配方好的「退燒精油」除了能安全退燒，還會提升身體的自身免疫力，這個和中醫的「固本培元」作用可說是非常相近。

Good idea **芳療師有辦法**
藍甘菊按摩膏配方❶

材料
★ 荷荷芭油 30㎖
★ 葵花籽油 30㎖
★ 原蜂蠟 25g
★ 蘆薈脂 10g

精油配方：
★ 德國洋甘菊 20 滴
★ 歐薄荷 20 滴
★ 穗花薰衣草 20 滴
★ 綠花白千層 20 滴

使用方法
沾取適量精油膏抹在雙手前臂的陰面，塗抹均勻後，配合清天河水[1]、打馬過天河[2]、清三關等手法[3]。操作的重點在於，手要放鬆，輕輕地像羽毛一樣在患者手上掃動，直至感覺患者手開始降溫轉涼。

製作方法：荷荷芭油、葵花籽油、蘆薈脂加入玻璃量杯裡隔水加熱至融化後，**精油配方**依序加入到玻璃量杯裡攪拌均勻，再倒入乾淨玻璃瓶冷卻，攪拌均勻即可。

📖 中醫芳療有解釋

加強消炎作用：遇上孩子因扁桃腺發炎而引起的發燒，我會在藍甘菊按摩膏❸裡再加入幾滴歐薄荷和有機茶樹精油，再抹於喉嚨上作消炎及加強退燒效果，然後再使用藍甘菊按摩膏❸推「天河水」穴位。❶

📖 中醫芳療有解釋

使用歐薄荷精油退燒須注意：歐薄荷的冰涼效果對付所有發熱及發炎症狀是必然之選。不過歐薄荷含薄荷酮，如果使用於**有蠶豆症的孩子**身上可能會出問題，要多加注意。另外，**請勿使用歐薄荷精油大面積全身塗抹身體或用來泡澡。**

Good idea 芳療師有辦法
退燒精油——冷敷配方❷

材料

精油配方：
★ 有機茶樹 5 滴
★ 綠花白千層 5 滴
★ 德國洋甘菊 5 滴
★ 歐薄荷 5 滴

使用方法
浸溼紗巾，擦身體、敷額頭。

製作方法：把精油配方依序加入到冷水裡。

Good idea 芳療師有辦法
退燒精油——泡澡配方❸

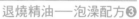

材料
★ 全脂牛奶 100㎖
精油配方：
★ 有機茶樹 5 滴
★ 綠花白千層 5 滴
★ 德國洋甘菊 5 滴

使用方法
讓孩子泡澡，用溫水泡澡至微微出汗，可提升免疫力。

製作方法：把精油配方依序加入到全脂牛奶裡後，倒入溫水泡澡，攪拌均勻即可。

 中醫芳療有解釋

精油化學成分不同，造就不同治療效果（詳參第 30-91 頁）
每一支精油的化學結構很複雜，能治療什麼疾病亦是根據它化學結構來決定。精油是典型的農產品，產地、土壤、雨水等對於其化學結構影響至為重要。

退燒精油：在西醫的角度，所有疾病都是發炎，各種的細胞或系統的炎症；能應用到退燒上的精油，多數帶提升免疫力的效果，例如德國洋甘菊、有機茶樹、綠花白千層、歐薄荷等。有機茶樹我會用很多，咽喉炎用它，扁桃體發炎也用它，因為除了消炎，它還能有提升免疫力的作用。至於德國洋甘菊和茶樹這對「活寶貝」，一個抗敏、一個抗炎，是一對好拍檔，對於扁桃體及多數的呼吸道上發生的炎症有很好的制約能力。綠花白千層主要的化學物質是氧化物，它是通過提升細胞含氧量來幫助降低體溫，而且對於呼吸道有非常好的養護作用，針對扁桃體，以及咽喉炎症引起的發燒我必定選擇用它。

清潤滋養食療

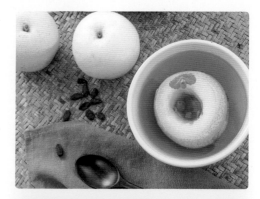

　　很多時候是由於扁桃腺發炎、腺樣體發炎、喉嚨發炎和中耳炎引起發燒，家長在平日要注意小孩不要吃太多煎炸食物外，還要按照孩子的體質偶爾煲一些清潤湯水，我經常用竹蔗、茅根、紅蘿蔔、馬蹄水煲水給兒子喝。竹蔗、紅蘿蔔、馬蹄很清潤，滋養肝肺；茅根主要清心火，孩子經常喝就很少上火了。

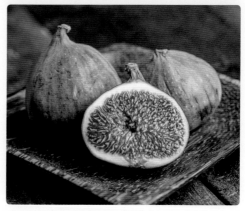

　　秋天很乾燥，就要滋養肺部了，我們經常煲銀耳、雪梨、玉竹、沙參、無花果煲水喝；如果孩子有哮喘，還可以加入百合和一點點的南北仁。

　　雪梨我會選天津鴨梨，鴨梨味甘、性涼，入肺、胃經，具有生津、潤燥、清熱、化痰作用。一般熱病傷陰或陰虛所致的乾咳、口渴、便祕、咳喘、黃痰，可以燉川貝吃；但如果寒咳的孩子就不適宜吃了。另外，常見的發燒也可能是積食或腸胃發炎，及其他器官發炎而引起的，我們進行配方用油要有針對性。

1 請看「清天河水」　第 102 頁
2 請看「打馬過天河、清三關」　第 103 頁
3 請看「藍甘菊按摩膏」配方 1　第 118 頁
★ 請看【發燒】茅根竹蔗水、黃耆茅根蜂蜜飲　第 214 頁

風寒感冒
Wind-cold

如果冬天太冷或夏天開冷氣著涼，
容易罹患風寒感冒。
舌苔呈薄白，同時會有咳嗽、鼻塞、
流清鼻水、痰稀等症狀，
以辛溫解表、宣肺散寒的治療方式，
紓解體表的寒氣，通暢肺氣，
化痰止咳並疏散寒氣。

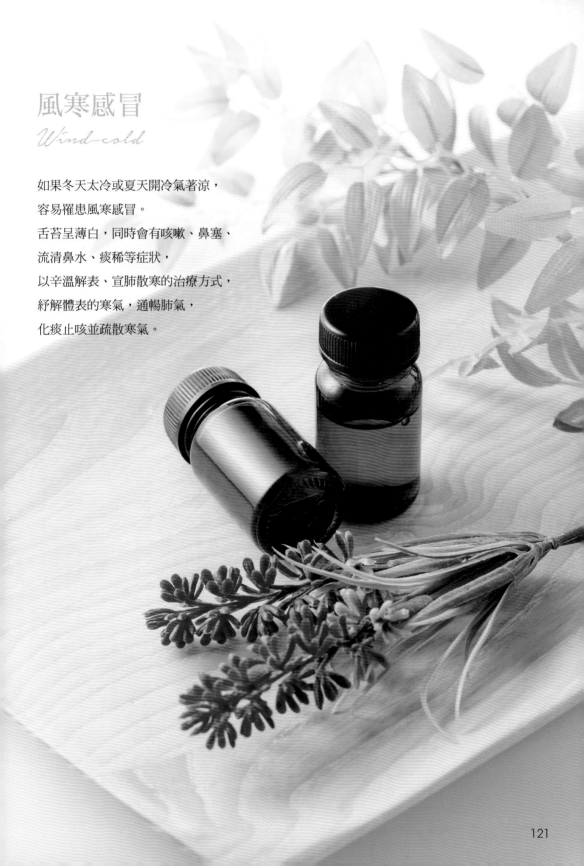

小兒感冒初期

案例

去年三月份，我們國際芳療學校開學日，一個深圳學員帶了5歲女兒來參加，中午吃飯時間忽然刮起大風，氣溫驟降幾度；學員帶孩子吃飯回來後，就發現孩子不停打噴嚏，然後鼻水嘩嘩地流下來，不用問都知道孩子受風寒患上感冒了。無論是風寒感冒還是風熱感冒，治療大前提都是把握好治療的黃金時間。

因為剛開始病毒病菌存在我們體表，這時候用精油處理感冒，效果可以立竿見影。

風寒感冒精油

在以上案例，我立刻拿起馬鞭草酮迷迭香、荳蔻、黑胡椒、綠花白千層、桃金孃精油，給孩子搓完「肺經」[1]，鼻水立馬止住了。搓完精油後我們要把孩子的衣袖拉下，不能讓搓熱的皮膚被寒風乘虛而入再次受寒！然後再搓胸前的「任脈」[2]，後背的「督脈」[3]，作用是鞏固體質，減低再受感染的風險。

「肺經」是人體第一條經絡，主管一切和呼吸道有關的病症，當人體受風寒感冒時，風寒還停留在體表，我們可以用一些辛溫的精油，把風寒趕出來，

所以我們選用馬鞭草酮迷迭香，它既有迷迭香溫熱，可促進血液循環，同時帶有馬鞭草酮化學分子，芳香精油裡的化學分子酮，跟中藥裡生物鹼裡的皂苷一樣，都可化解黏液，所以我很喜歡用它，如果只能擁有一支迷迭香精油，我一定會選擇馬鞭草酮迷迭香；同樣的黑胡椒也帶有辛溫的特性，它含有黑胡椒

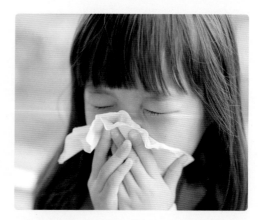

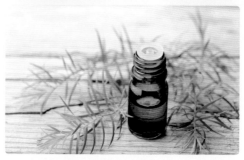

▲小兒初起感冒，立即用精油搓「肺經」，鞏固體質，有助邊止風寒再入侵。

酮，作為孩子受寒感冒用，它和馬鞭草酮迷迭香是既溫和又安全的選擇。

或許有人會說才明明感冒初起，沒有咳嗽沒有痰，沒必要用到含酮的馬鞭草酮迷迭香吧？要知道受寒感冒後90%會咳嗽，因為寒氣的特性是沉重的，會往下走的，呼吸道最下面就是肺部，故此我們在感受風寒的時候要做好止咳化痰的步驟，做好預防工作。溫暖的精油還包括荳蔻，這支精油我除了用在孩子受風寒感冒上，我還會用在受寒拉肚子上，這配方裡還有綠花白千層，它是提升免疫力最好的精油。

很多病後復原、慢性病患者我都會用這配方來提升免疫力，說白點免疫力是對抗任何疾病的最有力手段；還有一個桃金孃，也叫香桃木，它非常適合小朋友感冒。西藥中有款桃金孃膠囊，裡面就是含有桃金孃精油，其蘊含乙酸沉香酯可以使得（1,8- 桉油醇）更加溫和，可以有效率處理呼吸道的各種問題，如感冒和咳嗽，這都是很好的選擇。

每次我做完感冒療程後，我還會隔二至三小時再多用一次精油來鞏固效果。

受寒感冒後，同時應該多喝熱水，穿足夠的衣服保暖才是正道！

Good idea 芳療師有辦法
風寒感冒精油配方

材料
★ 甜杏仁油 20㎖
精油配方：
★ 馬鞭草酮迷迭香 4 滴
★ 黑胡椒 2 滴
★ 荳蔻 2 滴
★ 綠花白千層 2 滴
★ 桃金孃 2 滴

使用方法
將複方精油塗在肺經❶、任督二脈❷❸上，用手上下搓熱皮膚。

製作方法：把**精油配方**依序加入到甜杏仁油裡，攪拌均勻即可。

家居常備保健茶推荐——
源吉林盒仔茶★

平常處理完感冒我喜歡喝一兩杯源吉林盒仔茶，把感冒徹底清一下。
源吉林甘和茶有個親切的名字——「盒仔茶」，是廣東老一輩感冒時喝的，由很多種常見茶葉組成，有祛溼健脾、解暑渴、清熱滯及醒酒的功效。當中最常用於外感風寒，還可以加入薑片、紫蘇、蔥白加強「驅寒發表」的作用。如果是風熱感冒，可以加入歐薄荷葉，加強解表宣肺作用。夏天很熱，從外面回來感覺頭腦熱脹但又不至於風熱感冒時，我也會喝一包，簡單用開水泡一會兒就可以喝了。源吉林甘和茶也是我居家常備的保健茶包，夏天喝它還有生津止渴作用。

❶ 請看「肺經」 第 98 頁
❷ 請看「任脈」 第 99 頁
❸ 請看「督脈」 第 100 頁
★ 請看【風寒感冒】盒仔茶加薑、麻黃湯、葛根湯 第 214 頁

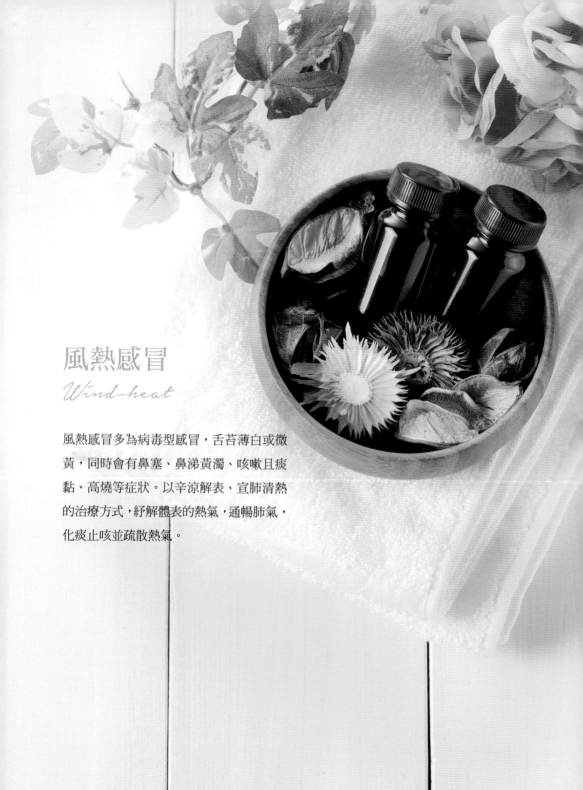

風熱感冒
Wind-heat

風熱感冒多為病毒型感冒，舌苔薄白或微黃，同時會有鼻塞、鼻涕黃濁、咳嗽且痰黏、高燒等症狀。以辛涼解表、宣肺清熱的治療方式，紓解體表的熱氣，通暢肺氣，化痰止咳並疏散熱氣。

冷氣冷出風熱感冒

今時今日冷氣已是家庭的基本電器，這不單導致全球氣候暖化，天氣變得愈來愈熱，更糟的是這種生活模式令我們身體更加經不起考驗，連一點點的寒和熱也受不了，稍稍熱一下就會被熱到感冒。

和風寒感冒不一樣，風熱感冒會流青黃鼻涕，涕液分泌較稠，因熱氣是往上運行，一旦染上了，便會令人感到頭昏腦脹，昏昏欲睡。風寒感冒好發於夏天和冬天，初春也會發生；相反地，風熱感冒只會在夏天發生，溫度高令皮膚毛孔就受熱膨脹，熱氣就會入侵到我們臟腑，就會患上感冒。

記得有一年七月份，暑假剛剛開始，和兒子同學共五個家庭一起到主題公園遊玩，孩子們玩得滿臉通紅，頭髮都溼漉漉的，到了傍晚五點多到主題公園內的酒店做入住登記，在大堂等候時即發現三個孩子鼻塞很嚴重，流著鼻涕，我迫不及待拿了房卡馬上進房，先為孩子們用乾毛巾把汗擦乾。我更提醒其他媽媽記住這時候一定不可用冷水給孩子洗澡，因為皮膚還是膨脹的，用冷水會讓皮膚收縮，全身的冷熱交替會讓感冒複雜化。

冷空氣進入皮膚與吸入鼻腔的差別

皮膚與吸入在感染風熱時的反應剛好是相反的，夏天吹冷氣，冷空氣透過鼻腔呼吸道吸入體內，可使體內溫度冷卻下來，而冷空氣從皮膚表面進入，皮膚毛孔就會立刻收縮，把體內的暑熱封鎖在體內，反而容易引起發燒。

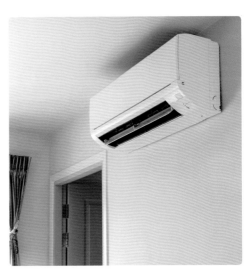

芳療師有辦法

風熱感冒——紙巾吸入法配方❶

材料

精油配方：

★ 有機茶樹 2 滴

★ 歐薄荷 4 滴

★ 綠花白千層 2 滴

★ 藍膠尤加利 1 滴

使用方法

紙巾輕輕蓋在口鼻或戴上口罩，大約十五分鐘直到精油氣味飄散後就可以取下。

製作方法： 把**精油配方**依序滴入到紙巾或用手指抹在口罩上。

📖 中醫芳療有解釋

紙巾吸入法：對呼吸道最有效，等孩子洗浴後，將有機茶樹、歐薄荷、綠花白千層、藍膠尤加利精油配方滴在紙巾上面（或者滴在手指抹在口罩上），讓孩子隨呼吸吸入香氣，這種使用方法稱為「紙巾吸入法」，這對於部分呼吸道感染問題有特別好的治療效果；這幾款精油作用主要包括解表降溫，提升五臟六腑的免疫力。

有機茶樹和普通茶樹精油用途有別

普通茶樹：先前提到的配方❶的有機茶樹和普通茶樹比較起來，普通茶樹我只會用在腳氣和一些比較強烈的殺菌問題上。

有機茶樹：氣味很溫和，適合用於一切的免疫力提升和呼吸系統相關問題上，但是如果用於殺菌這些問題，有機茶樹就不夠力了。

提升免疫力的好搭擋：我會把這兩個茶樹精油分開來使用，在提升免疫力配方裡，你經常會看見我把有機茶樹和綠花白千層兩個搭配在一起，有機茶樹能有效提升整個配方的功效；在提升免疫力配方裡，它們是很好的搭擋。

使用歐薄荷精油須注意：

★ **散熱效果：**有些認為歐薄荷效果太強烈，年紀小的小孩會不適合用，其實這個要看使用的方法。精油很講究怎麼使用，濃度多少及使用面積，而紙巾吸入法是非常安全，並且歐薄荷散熱效果好。但是一定要記住，**薄荷類精油千萬不能全身塗抹**，也不能用來泡澡，會引起全身痙攣。

★ **「吸入」與「塗抹」：**孩子在暑熱天氣下戶外玩耍，可以把歐薄荷精油滴在紙巾上或塗抹在口罩上，間斷性地吸入，對於散熱效果非常好，我在夏天喜歡把歐薄荷精油滴幾滴在布條上面，綁在電風扇上或者綁在冷氣空調出風口上，這樣子整個屋子就有薄荷清香還會更加透心涼。

風熱威冒——按摩配方❷

材料
★ 甜杏仁油 5㎖

精油配方：
★ 羅文莎葉 1 滴
★ 芳樟葉 1 滴
★ 桃金孃 1 滴
★ 藍膠尤加利 2 滴
★ 綠花白千層 2 滴

使用方法
調合精油後搓雙手的肺經❶，前胸任脈❷，後背督脈❸。

製作方法： 把**精油配方**依序加入到甜杏仁油裡，攪拌均勻即可。

📖 中醫芳療有解釋

按摩： 使用配方❶後，我們就可以將配方❷裡的羅文莎葉、芳樟葉、桃金孃、藍膠尤加利和綠花白千層這幾個精油混合後使用，搓雙手的「肺經」❶，前胸「任脈」❷上半部和後背的「督脈」❸，也要記得，搓完也是要拉下衣服，不要受寒再次感冒。

配方❷ 中的羅文莎葉、桃金孃、芳樟葉，我經常用在處理孩子感冒問題上，記得有一年歐洲非常熱，飛機停在停機坪上，下飛機後我們坐接駁巴士到入境大樓，只是短短幾分鐘就中招了，我隨身袋子裡只有羅文莎葉和綠花白千層，立刻抹在喉嚨附近和雙手「肺經」❶經絡上，問題就解決了。

風熱威冒——泡澡配方❸

材料
★ 全脂牛奶 100㎖

精油配方：
★ 羅文莎葉 2 滴
★ 桃金孃 2 滴
★ 有機茶樹 1 滴
★ 綠花白千層 1 滴

使用方法
用溫水泡澡至微微出汗，可提升免疫力。

製作方法： 把**精油配方**依序加入到全脂牛奶裡後，倒入溫水泡澡，攪拌均勻即可。

📖 中醫芳療有解釋

泡澡： 剛處理完感冒，孩子的抵抗力相對會比較弱，可以在房間裡使用配方❶ 有機茶樹、綠花白千層及藍膠尤加利等薰香兩個小時，再用配方❸ 羅文莎葉、桃金孃、有機茶樹及綠花白千層等能夠對抗感冒、提升免疫力功效的精油滴在全脂牛奶裡泡澡（全脂牛奶是作為主要媒介物，**因為牛奶可把精油乳化**，跟水融合在一起，除了全脂牛奶，還可用鹽、生蛋黃及卵磷脂來乳化精油）。如果不方便泡澡，將精油加入甜杏仁油中，塗抹身體也可以。

---

❶ 請看「肺經」 第 98 頁
❷ 請看「任脈」 第 99 頁
❸ 請看「督脈」 第 100 頁
★ 請看【風熱感冒】牛蒡子茶、板藍根茶 第 215 頁

提升免疫力，預防勝於治療

流行性感冒在中醫上稱為疫症，是由於氣溫等因素引起，如果身體好、免疫力高的話，根本不用擔心會被感染。提升免疫力精油選擇有藍膠尤加利、澳洲尤加利、綠花白千層、羅文莎葉及芳樟葉；但謹記提升免疫力是長期的工程，所以需要多樣性的用法。

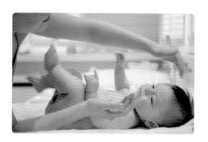

親子按摩時光

對寶寶來説，按摩是其中一個不錯的方法，又可以視為培養親子感情的美好時光。為寶寶按摩，我較喜歡做成身體乳。身體乳沒有複方精油的黏膩，也不會酸敗產生油耗味，更可以使用純露來提升身體乳的功效，孩子肌膚沒有皮脂過多或過少的問題。純露中我比較喜歡用羅馬洋甘菊或高地薰衣草，而基底油我比較多選用山茶花油或者荷荷芭油，這樣搭配清爽不油膩，而且淡淡的味道，能在提升免疫力的同時達到安撫和提升睡眠質量的作用，一舉兩得！

提升孩子的免疫力 5 招：

1. 母乳中有媽媽的抗體，餵母乳能夠增強嬰兒的免疫力。

2. 時常在家裡以藍膠尤加利、澳洲尤加利、羅文莎葉、綠花白千層等精油用水氧機薰香，出門記得戴上口罩保護鼻腔，有過敏體質的孩子，建議保持室內空氣流通，或以空氣清淨機保健呼吸道健康。

3. 家長與孩子都要多洗手，但不要消毒過頭了。

4. 讓孩子穿上和你一樣多件的衣服，孩子是陽性體質，不需要過度保護。你只要觸摸他的頸部，如果皮膚是溫暖的，代表穿著已足夠保暖。

5. 透過良好飲食（忌冰品、忌高糖度甜食；吃熱食、多蔬菜、攝取優良蛋白質的飲食）和運動來強化體質，協助孩子建立自然免疫力。

鼻竇炎、過敏性鼻炎、鼻中隔彎曲

鼻炎
Rhinitis

鼻炎、鼻竇炎等症狀屬於呼吸系統問題，

主要原因是風寒感冒的後遺症，

通過鼻子宣發肺氣，

鼻竇炎會造成鼻黏膜充血發脹堵塞。

鼻炎的人一定要好好保暖自己，

陽氣足了，鼻子自然就暢通。

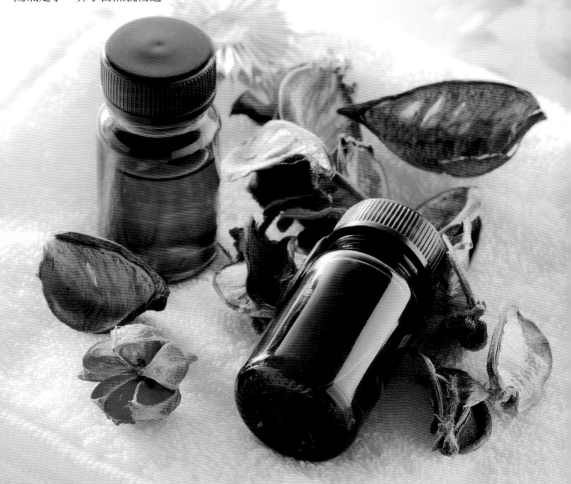

感冒引發的鼻竇炎

上海的何小姐說：「香香，我家兒子今年 9 歲，鼻竇炎已經七到八年了，原因是很小的時候一次感冒引發的，一直看醫生也沒有很好的療效，現在情況有點嚴重，鼻塞，流濃黃的鼻涕，晚上睡眠時必須側睡，有時候呼吸很費力，聞不到氣味，還經常喊頭疼，而且胃口很不好，這些情況在感冒時特別慘，幾乎不能呼吸了，睡眠也不好，感覺他整個人昏昏沉沉，另外聽力好像也受到影響，很多時候跟他講話，都要重複幾次，一次比一次要大聲點。」

何小姐兒子的睡眠不好，呼吸聲很重，失去味覺，以及頭疼、昏昏沉沉等這些問題都是由於鼻竇炎引起的，鼻竇位於顱骨內分別有四對，額竇、上頜竇、篩竇及蝶竇。鼻竇炎指的是一個或一個以上的鼻竇發炎，因為我們頭顱裡七竅是相通的，鼻竇炎就是鼻竅堵塞，會引發其他六個竅的堵塞，因此鼻竇炎會引發中耳炎，鼻竅被堵塞了整個頭顱就昏昏沉沉，甚至頭疼欲裂，呼吸不好，睡眠當然也受影響啦。我有個學生的老公，30 幾歲的人，鼻炎長達三十年，每晚睡覺只能側睡，仰臥根本呼吸不了，因為呼吸不暢，常常睡著後感覺被人壓在水底上不來；鼻炎、鼻竇炎等症狀屬於呼吸系統問題，很大原因是受寒感冒後遺症，肺氣要通過鼻子宣發，鼻竇發炎了，鼻黏膜充血發脹堵塞，這裡分「急處理標，緩處理本」，鼻子問題我喜歡做成膏狀的，膏狀和油狀相比較，膏狀可以延長精油發揮的功效，另外很大的功效來自於膏的基底油。

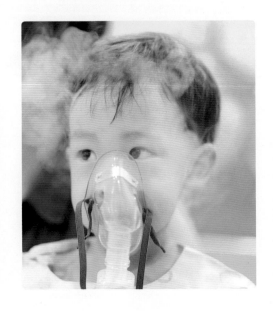

鼻竇炎膏

　　迷迭香和永久花精油安撫黏膜裡充血的微細血管，化解黏液；藍絲柏精油收斂黏液，引導到淋巴系統排出；德國洋甘菊和茶樹精油可以抗過敏及消炎，和藍絲柏、永久花搭配有提升整個配方作用。茶樹的通竅效果是所有精油裡最佳的，通竅同時還修補呼吸系統的健康，提升呼吸系統的免疫力。鼻炎的配方最好做成膏狀，因為膏底能使精油效果停留較久，緩慢釋放出療效，達到長效的治療。

　　鼻炎是呼吸系統問題，治療上需要分治標和治本兩個部分，使用這個鼻炎膏，鼻竇炎的症狀基本就解決了，但是我們還得處理底層的原因才能把鼻炎根治。受寒後，身體皺理閉塞，肺開竅於鼻，肺氣通於鼻，清陽出上竅，所以一個人陽氣不足了，在受寒感冒之後就很容易會發生鼻炎。因此，鼻炎的人一定要做好保溫工作。任何疾病的發生，都跟體質有關，陽氣出頭竅，陽氣足了，頭上的七竅自然就暢通無阻，人就神清氣爽啦！何小姐的兒子鼻竅堵塞引起頭竅不調導致頭疼問題，可以用辛夷，天麻，川芎煲水喝，這裡的辛夷主要作用來自於花苞最裡面的那一粒花生米大小顆粒，扒開外殼會聞到有萬金油一樣的味道，這個也是中醫上芳香通竅的作用，天麻、川芎兩個常常用於頭疼、偏

頭痛等問題上，川芎是繖形科植物的根莖，味辛性溫，入肝、膽、心包經；它有兩個獨特之處，一是治療頭疼、二是調月經；古人早有頭疼必川芎之說法。

Good idea　芳療師有辦法
鼻竇炎膏配方

材料
★ 中藥材浸泡油 60mℓ
（蒼耳子 50g 浸泡在荷荷芭油 200mℓ 裡 3 個月）
★ 原蜂蠟 25g
★ 蘆薈脂 10g
精油配方：
★ 藍絲柏 0.5mℓ
★ 有機茶樹 0.5mℓ
★ 德國洋甘菊 1mℓ
★ 永久花 1mℓ
★ 迷迭香 1mℓ

使用方法
每天三次用棉花棒沾取綠豆大小的精油膏塗抹在鼻腔裡，然後用食指沾取一樣大小精油膏上下來回搓鼻翼，按壓刺激迎香穴[1] 20 下。

製作方法：把原蜂蠟、蘆薈脂加入到中藥材浸泡油裡隔水加熱到原蜂蠟融化後，**精油配方**依序加入攪拌均勻，倒入玻璃瓶裡常溫下凝固成膏體即可。

▲ 選擇中藥材的原則是具有芳香通竅、消炎、消血腫作用的，還要考慮要保持續膏效果的持續性，另外一定要用原蜂蠟，因為原蜂蠟具有消臃腫的作用，精製的蜂蠟在精製的過程中失去了這個特性了。

[1] 請看「迎香穴」　第 135 頁

辛夷花中藥

在中藥裡我們要留意一個叫辛夷花的中藥，它是治療鼻疾最佳的藥，辛夷花為木蘭科，主要產地在河南、安徽、陝西、湖北等地，又名木筆花；辛夷花氣味芬芳既能藥用又是提取香料的重要材料；《本草綱目》：辛夷之辛溫走氣而入肺，助胃中之清揚上行於頭，故能溫中，治頭面鼻之疾，鼻淵、鼻瘡、鼻窒、鼻鼽；現代研究發現：辛夷花含有揮發油，有收縮鼻黏膜血管，促進黏膜分泌物吸收，減輕炎症，對多種病菌有抑制作用，辛夷花芳香通竅，其性上達，外能袪除風寒邪風，內能升達肺胃清氣，善通鼻竅，也常常用在風寒、風熱感冒上。偏風寒者，常與白芷，細辛，蒼耳子等散發風寒；偏風熱者，多與薄荷，連翹等疏風解熱藥物同用。

過敏性鼻炎（鼻敏感）

案例

過敏性鼻炎是過敏體質常發生的疾病，主要原因是免疫功能低下，常見的症狀是打噴嚏、鼻塞、流鼻水、鼻腔裡面及眼眶癢；這是因為鼻腔裡的黏膜受到刺激發生自我保護的動作，這裡的問題出在黏膜上的神經細胞感應發生問題，這些症狀跟感冒很相似。在治療上，精油的功效主要在於安撫細胞的組織胺過度活躍，修復神經系統感應細胞的錯誤傳遞。

香港李小姐說：「香香老師，我家女兒今年 8 歲，鼻子過敏也有七到八年時間了。她情況比較嚴重，每天從起床開始就不停打噴嚏，鼻腔裡面很癢，好像直接延伸到眼睛了，不停揉眼睛，所以眼睛每天都紅紅的；特別是天氣轉變及早上起床後，連續打幾十個噴嚏，下午就流清鼻涕。這種情況在天氣突變及春天明顯會變得嚴重，我有數過某一天打了二百六十三個噴嚏，因為每天打噴嚏還導致頭疼；晚上她也因為鼻塞，睡不好；鼻子過敏情況一直有看西醫及中醫，情況有改善，但是不是太明顯。我還發現因為鼻子過敏問題，我女兒的黑眼圈非常嚴重，父母都有鼻子過敏問題，應該有遺傳的原因。」

鼻子過敏膏

索馬里紅沒藥在安撫發生在黏膜的各種過敏反應沒有任何一個精油能比得上，另外在紅腫及發炎上它也有很優異的表現。針對在鼻腔黏膜過度敏感的效果上和藍絲柏、松紅梅搭配得天衣無縫無縫。另外，通過花梨木、羅馬洋甘菊、印度橙花這幾支油的搭配主要在於安撫神經系統，它們有良好的作用，可以切斷神經系統胡亂釋放信號，重新整理神經電流的釋放，這個搭配在神經性皮炎上也同樣適用。

在體質上，受父母遺傳影響的鼻子過敏患者會有先天不足及營衛不調的機會，想要根治這樣的問題，我們就要改善他的體質。

四川肖阿姨說：「兒子今年11歲，鼻炎經歷約兩年，在空調環境裡打噴嚏，然後流清稀鼻涕；鼻子不通，如果感冒了，情況更慘了，會很嚴重鼻塞，晚上睡覺根本呼吸不到，一定要張口呼吸。」肖阿姨兒子的情況屬於過敏性鼻炎，會結合噴嚏、鼻塞、流鼻涕這些情況；肺氣通於鼻，陽氣走上竅，鼻子是肺部跟外界溝通的通道，陽氣不足了，鼻子這個通道就自己關閉了。

鼻子分開兩個鼻腔，鼻腔裡面有黏膜，黏膜很薄，包裹著密集的微細血管，兩個鼻腔中間有鼻隔分隔開來。一般鼻炎的閉塞原因多是由於黏膜底下的微細血管亢奮充血腫大造成堵塞。因此，芳香治療裡面我們做好收縮微細血管，不讓它們老是充血安撫好就好了，後期的就是讓頭部陽氣充足，鼻竅就能夠長期保持通暢。

Good idea 芳療師有辦法
鼻子過敏膏配方❶

材料
★ 中藥材浸泡油 60ml
（蒼耳子 50g 浸泡在荷荷芭油 200ml 裡 3 個月）
★ 原蜂蠟 25g
★ 蘆薈脂 10g

精油配方：
★ 松紅梅 1ml
★ 索馬里紅沒藥 1ml
★ 藍絲柏 1ml
★ 花梨木 1ml
★ 羅馬洋甘菊 0.5ml
★ 印度橙花 0.5ml

使用方法
每天三次用棉花棒沾取綠豆大小的精油膏塗抹在鼻腔裡，然後用食指沾取一樣大小精油膏上下來回搓鼻翼，按壓刺激迎香穴[1] 20下。

製作方法：把原蜂蠟、蘆薈脂加入中藥材浸泡油裡隔水加熱到原蜂蠟融化後，**精油配方**依序加入攪拌均勻，倒入玻璃瓶裡常溫下凝固成膏體即可。

[1] 請看「迎香穴」 第135頁

材料

★ 中藥材浸泡油 60㎖
（蒼耳子 50g 浸泡在荷荷芭油 200㎖ 裡 3 個月）

★ 原蜂蠟 25g

★ 蘆薈脂 10g

精油配方：

★ 歐薄荷 1㎖

★ 德國洋甘菊 1㎖

★ 摩洛哥藍艾菊 1㎖

★ 索馬裡紅沒藥 1㎖

★ 乳香 1㎖

使用方法

每天三次用棉花棒沾取綠豆大小的精油膏塗抹在鼻腔裡，然後用食指沾一樣大小精油膏上下來回搓鼻翼，按壓刺激迎香穴 20 下。

製作方法：把原蜂蠟、蘆薈脂加入中藥材浸泡油裡隔水加熱到原蜂蠟融化後，**精油配方**依序加入攪拌均勻，倒入玻璃瓶裡常溫下凝固成膏體即可。

中醫芳療有解釋

調配原理：這個配方❷裡的歐薄荷精油含有薄荷酮，薄荷酮屬於單萜酮，一接觸皮膚可以很快進入皮膚深層，發揮它冰冷的特性，它還能攜帶其他的芳香分子一起深入皮膚細胞，和德國洋甘菊，摩洛哥藍艾菊配搭在一起能達到很好的收縮微細血管，就後期的安撫組織胺，索馬里紅沒藥，帶有的 α- 沒藥醇比普通沒藥高出很多，它只需要和一點點的天藍烴結合，就可以發揮優異的抗過敏作用，另外，沒藥和乳香兩個精油聯合起來有很好的芳香通竅作用，對於暢通鼻竅和頭竅起到很大功用。

★ 請看【鼻竇炎】桂枝黃耆茶　第 217 頁
★ 請看【過敏性鼻炎】辛夷黨參乳鴿湯、辛夷紫蘇茶、辛夷黃耆菊花茶、桂枝紫蘇葉茶、茯苓茶、麻黃桂枝茶　第 218 頁

慢性鼻炎

　　北京雷太太説：「香香老師，我家孩子今年 11 歲，是鼻炎老患者了，在出生三個月時患了重感冒後就開始鼻炎了，平時很多鼻涕，晚上睡覺鼻塞很嚴重，還經常喊頭疼，平時最怕冷風，每次一吹冷風，噴嚏連連，鼻涕就不停，因為鼻塞晚上睡覺也很辛苦，只能側睡，經常因為呼吸不暢睡不深，所以白天人也是暈的，上課時候人也是昏昏沉沉的，所以成績一直是班上最差的一個。」

　　很多鼻炎的原因都是由嚴重的感冒所引起的，風寒感冒了，沒有及時治癒，時間拖得愈久，患上鼻炎的機率就愈高；鼻塞嚴重影響了睡眠，白天精神就不夠了，而且痰蒙清竅，記憶力及反應能力肯定比正常人要差，這個也是患者讀書成績跟不上很主要的原因。

Good idea 芳療師有辦法
抗慢性鼻炎膏配方

材料
- ★ 中藥材浸泡油 60㎖
  （蒼耳子 50g 浸泡在荷荷芭油 200㎖ 裡 3 個月）
- ★ 原蜂蠟 25g
- ★ 蘆薈脂 10g

精油配方：
- ★ 歐薄荷 2㎖
- ★ 杜松 1㎖
- ★ 絲柏 1㎖
- ★ 迷迭香 1㎖

使用方法
每天三次用棉花棒沾取綠豆大小的精油膏塗抹在鼻腔裡，然後用食指沾取一樣大小精油膏上下來回搓鼻翼，按壓刺激迎香穴 20 下。

製作方法：把原蜂蠟、蘆薈脂加入中藥材浸泡油裡隔水加熱到原蜂蠟融化後，**精油配方**依序加入攪拌均勻，倒入玻璃瓶裡常溫下凝固成膏體即可。

如果配方重於薄荷為主要：

因為它的通竅效果很好，而稀釋成 1% 的歐薄荷抹在喉嚨上也馬上有冰涼穿透的感覺，但是無論大人、小孩在任何情況下也只能局部使用歐薄荷精油，千萬不能全身使用，所以歐薄荷精油不能用於泡澡；杜松、絲柏、迷迭香這三個是疏通、收斂鼻涕效果的好搭檔。

迎香穴

穴道位置：鼻翼邊緣，眼珠中心點正下方法令紋處按壓。

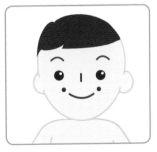

★ 請看【慢性鼻炎】麻黃桂枝茶、魚腥草蒲公英茶、麥冬沙參茶第 217 頁

鼻中隔彎曲（鼻隔腫）

案例

周小姐兒子棒棒糖 3 歲了，鼻隔腫大有快一年半的時間了，晚上睡覺會鼻塞得厲害，呼吸很沉重很吃力，擤來的鼻涕是黃色的；每天早晚吃一次吃藥，效果不是很好，晚上睡覺一定得張開嘴巴呼吸。

鼻炎上比較多的是寒症，而周小姐兒子這卻是熱症，鼻隔腫大也是現在很多孩子會有的問題，主要原因是鼻腔的黏膜水腫，充血腫脹引起鼻腔堵塞，這裡的治療重點在疏風解熱，紓解細胞的充血狀態，安撫好細胞的組織胺，使皮膚細胞處於冷靜；我給棒棒糖做了兩個配方，其中一個用於收縮鼻腔黏膜及細胞腫脹的通鼻竅油，另外還做了一個抗鼻炎膏，兩個配合使用，不到一個星期，周小姐回饋說效果非常滿意。

抗鼻炎膏

紅沒藥搭配德國洋甘菊能安撫細胞過敏現象，再加上杜松、薄荷、甜馬鬱蘭三種精油可以消炎化腫，收斂鼻腔水腫，解決充血腫脹，整個配方能上通鼻竅。

Good idea **芳療師有辦法**
抗鼻炎膏配方❶

材料
★ 中藥材浸泡油 60㎖
（蒼耳子、連翹各25g浸泡在荷荷芭油200㎖裡3個月）
★ 原蜂蠟 25g
★ 蘆薈脂 10g
精油配方：
★ 紅沒藥 1㎖
★ 甜馬鬱蘭 1㎖
★ 德國洋甘菊 1㎖
★ 歐薄荷 1㎖
★ 杜松 1㎖

使用方法
每天三次用棉花棒沾取綠豆大小的精油膏塗抹在鼻腔裡，然後用食指沾取一樣大小精油膏上下來回搓鼻翼，按壓刺激迎香穴 20 下。

製作方法：把原蜂蠟、蘆薈脂加入中藥材浸泡油裡隔水加熱到原蜂蠟融化後，**精油配方**依序加入攪拌均勻，倒入玻璃瓶裡常溫下凝固成膏體即可。

科技越來越發達的同時，人們的體質越來越弱，特別是小朋友，才幾個月大就鼻炎。鼻子過敏，也就是鼻炎，有的直接就是從父母身上遺傳過來；鼻炎真的很辛苦，鼻水長流不說，還會引起頭疼、頭脹、悶、鼻骨痠痛，眼眶骨頭疼痛、頭疼等頭部各個器官骨頭痠痛，影響到睡眠；而鼻子過敏會不停打噴嚏、鼻腔癢、眼眶癢，連耳朵裡面也癢得很痛苦，真的很痛苦！

抗鼻炎薰香

薰香是提升免疫力的一個重要使用方式，上面的幾個精油（藍膠尤加利、綠花白千層、澳洲尤加利、羅文莎葉、芳樟葉），可以隨意選擇兩到三個搭配成自己喜歡的味道，在經常活動的空間裡薰香，這些氣味對於整個呼吸系統有益。我家基本上每個房間角落都有薰香，也是這個原因吧，我的孩子很少生病、也很少過敏，一個 20 毫克的感冒膏[1]用了一年半還沒用完。現在人的飲食習慣一日無冰飲品不可，常喝冷飲是鼻子過敏原因之一，我們的呼吸系統每天都被這些冷冰冰的東西刺激收縮；常喝冷飲會使到我們氣管收縮肺氣不得宣發，外加冷氣環境下，我們時時刻刻在挑戰我們的呼吸系統。

Good idea **芳療師有辦法**
通鼻竅油配方❷

材料
精油配方：
★ 有機茶樹 1㎖
★ 薄荷 2㎖
★ 迷迭香 1㎖
★ 羅馬洋甘菊 0.5㎖
★ 德國洋甘菊 0.5㎖

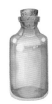

使用方法
每次在紙巾上滴 6 至 9 滴精油配方，輕輕覆蓋在嘴鼻上吸入，我把這個使用方法稱為紙巾吸入法。

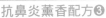

製作方法： 把**精油配方**依序加入到精油瓶裡稍微搖晃均勻即可。

Good idea **芳療師有辦法**
抗鼻炎薰香配方❸

材料
精油配方：
★ 沒藥 5 滴
★ 綠花白千層 3 滴
★ 雪松 3 滴
★ 絲柏 3 滴

使用方法
薰香。

製作方法： 把**精油配方**依序加入薰香機中。

▲ 配方裡的沒藥含有 α - 沒藥醇，能夠有效對抗過敏症狀，無論皮膚過敏，還是鼻子過敏，配合綠花白千層，使呼吸系統順暢，會有加乘（協同）作用。

[1] 請看「抗感冒膏」　第 105 頁

喉嚨、扁桃腺發炎
Tonsillitis

腺樣體和一些增殖體
位於喉嚨最上部、氣管頂端，屬於淋巴組織，
腺樣體經常發炎腫大容易堵塞著鼻腔及氣管；
扁桃腺位於鼻腔底部，也屬於淋巴系統，
如果扁桃腺發炎會引起喉嚨乾渴、發燒等問題。
腺樣體腫大和扁桃腺發炎也經常
會引起中耳發炎、鼻炎、鼻竇炎及肺炎等症狀。

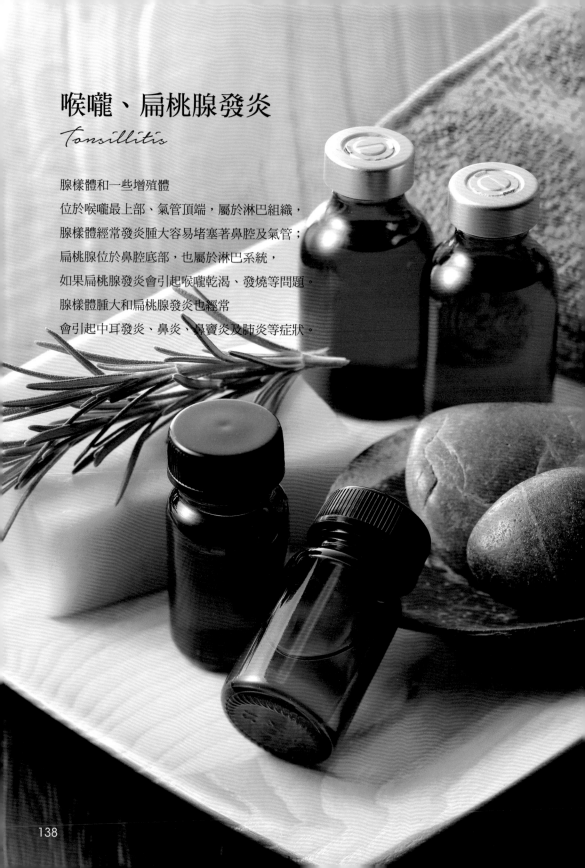

小兒脾胃弱引喉嚨發炎

扁桃腺和喉嚨發炎也是很多小朋友經常出現的小毛病，雖說「小」但可以弄成大問題，足以令很多父母都頭痛不堪。所以我也特意向這方面鑽研，希望可以幫助他們跟小孩可以度過這個「健康瓶頸期」。

我有一個案例是來自四川的牛小姐：「我家孩子9歲，從小就有扁桃腺體、腺樣體肥大，過敏性體質，導致後來有鼻竇炎，他平時睡覺要側睡，平躺就會呼吸不上，要打開嘴巴呼吸；只要去看西醫，醫生就說要做手術，把腺樣體、扁桃腺拿掉；但是聽做過手術的人講，拿掉也不好，嗓子該痛還是痛；然後前年的時候去青島一個治療過敏的醫生那裡，醫生也不建議手術，說是保守先治療，實在沒效果了才再考慮手術。」

她還說：「小孩開始吃藥，效果還挺好的，但都是西藥，吃了快一年，小孩的胃經常不舒服，吃飯也不好，於是把藥停了，然後孩子胃口就好一些了，所以後來也沒有再吃這個醫生的藥。孩子還有鼻竇炎，不時會鼻子不通，平日很少給他吃甜食，因為稍多吃了一點扁桃腺就開始發炎，然後發燒。到現在孩子年紀大一點，免疫力好像好一點了，才敢偶爾吃一點，我想問有沒有哪種精油膏適合他用呢？」

牛小姐孩子問題的根源在於脾胃上——脾胃弱、脾氣虛，食不化積食化瘀生火，胃火上炎蒸薰使得喉嚨腺體受熱發炎。食物裡，甜食最容易脾溼生痰導致積食。處理這個案子，需要先化積食，實脾胃，同時處理腺體。

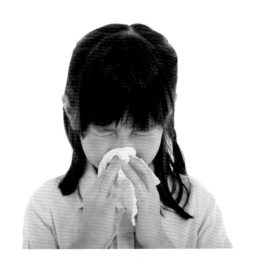

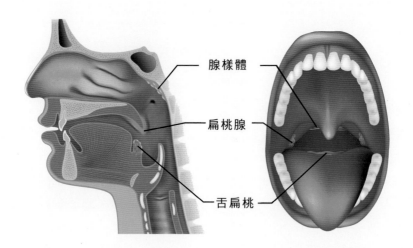

腺樣體

扁桃腺

舌扁桃

芳療師有辦法

Good idea

提升脾胃，降低喉嚨發炎配方

材料
★ 荷荷芭油 20㎖

精油配方：
★ 萊姆（青檸）4 滴
★ 甜橙 2 滴
★ 廣藿香 2 滴
★ 芫荽籽 2 滴
★ 黑胡椒 2 滴

使用方法
每天一次定時塗抹在肚子上，輕輕順時針打圈按摩至完全吸收即可。

中醫芳療有解釋

強健脾胃：這個配方有溫陽袪溼補脾陽，推動脾胃消化功能的作用，對於脾胃功能比較弱的人很有幫助。萊姆、甜橙屬於柑橘類精油，從果皮冷壓出來，幾乎所有柑橘類精油都對消化系統有正面的影響作用，都具有促進消化系統，分泌消化液的作用；而且甜橙除了促進消化，還能調節腸胃功能，鞏固脾胃功能。

廣藿香：就是和廣藿香正氣丸、喇叭牌正露丸同樣的植材萃取出來的精油，能芳香化溼氣，消除積食，廣藿香最擅長以芳香健脾胃；但是，廣藿香這個精油氣味臭臭的，這個氣味真的不是人人都能接受，一般人不是喜歡它，就是討厭它，喜好很兩極。

製作方法：把**精油配方**依序加入到荷荷芭油裡，攪拌均勻即可。

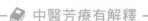

關於開胃助消化的食療湯方有三種★

山楂酸梅湯可以開胃、消食、除溼；或是陳皮瘦肉湯可以健脾化痰；烏梅荷葉茶，也可以幫助消化。

★ 請看【消積食】山楂酸梅湯、山楂陳皮湯、荷葉烏梅茶 第 216 頁

扁桃腺、腺樣體發炎

腺樣體和一些增殖體，位於喉嚨最上部、氣管頂端，屬於淋巴組織，樣子像橘瓣；腺樣體經常發炎腫大容易堵塞著鼻腔及氣管，所以孩子睡覺時候呼吸較困難，需要張口呼吸；另外，扁桃腺位於鼻腔底部，也屬於淋巴系統，如果扁桃腺發炎會引起喉嚨乾渴、發燒等問題。腺樣體腫大和扁桃腺發炎也經常會引起中耳發炎、鼻炎、鼻竇炎及肺炎等症狀。

西醫上經常會勸這些腺樣體經常發炎的孩子動手術割掉，就一了百了。但是淋巴系統是我們人體免疫系統一部分，我個人認為，凡是長在我們身體裡的東西總會有它的用處；我家哥哥，受他爸爸家族遺傳，小時候扁桃腺會經常發炎，醫生也曾經勸告我們去割掉，我直覺這個醫生很有問題，就沒有再看過他了。因為這些腺樣體會隨著孩子長大，慢慢退化，所以孩子長大後就會減少這些問題。

現在很多孩子都會有各種的腺樣體發炎症狀，上一個案例的孩子就是這樣，腺樣體腫大、扁桃體等問題，除了本身的免疫系統功能比較低下，還有就是由於虛火問題，導致肺火上蒸薰而引致腺樣體的發炎。

在中醫的五行裡，肺屬金，脾屬土，土生金。所以脾為肺之母，肺最容易受脾的抑制，脾胃消化功能不好就很容易積食而引起鬱火，鬱火上蒸就會薰肺，呼吸系統上的腺體就經常發炎腫脹；上面解決了胃火問題，就不會讓這些腺樣體問題更加劇烈化，這兩個問題我們可以一起解決。

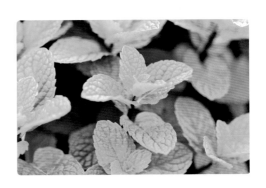

中醫芳療調配原理

　　歐薄荷、有機茶樹、甜馬鬱蘭精油對於扁桃腺、腺樣體紅腫發炎很有效，也可以用在喉嚨發炎、疼痛上。這裡的歐薄荷精油我建議選用八月採收、萃取的歐薄荷精油。歐薄荷精油的消炎效果在於它含的薄荷酮多寡。在皮膚局部抹上歐薄荷精油能刺激神經末梢的冷感器會產生冰涼感覺，造成深層血管的變化，起到消炎、止痛作用。在每年八月歐薄荷花苞期採收的歐薄荷葉子含薄荷酮品質最好，含量也最高，在這裡它除了消除紅腫還能淨化血液、排毒作用。

　　德國洋甘菊、羅馬洋甘菊、義大利永久花都是菊科植物。永久花的雙酮和德國洋甘菊天藍烴的協同作用能夠有效的化解血瘀，消除細胞組織的腫塊，因為這些扁桃腺、腺樣體的問題主要是發炎積瘀而腫；同時它們又有激勵淋巴液流動特性，把化解的腫塊搬走，而且它們都是最溫和的，對於小孩也非常安全，它們在配方中還發揮鎮定和止痛效果。

養陰清肺茶、參麥五味子茶*

養陰清肺茶可以用於虛火上炎，口咽乾燥，腺體發炎。參麥五味子茶對於陰虛津乾的咽喉腺體紅腫發炎、發燒、異物感等症狀很有效，也能夠使寶寶的睡眠安穩。

★ 請看【咽喉炎、扁桃腺發炎】的養陰清肺茶、參麥五味子茶第 215 頁

Good idea 芳療師有辦法

扁桃腺發炎──按摩油配方❶

材料
★ 甜杏仁油 20㎖

精油配方：
★ 有機茶樹 4 滴
★ 歐薄荷 4 滴
★ 德國洋甘菊 2 滴
★ 羅馬洋甘菊 2 滴
★ 義大利永久花 1 滴

使用方法
每天早晚抹在喉嚨，輕輕揉搓至完全吸收即可。這個配方能有效消除腺體發炎，暢通肺氣，同時提升腺體免疫力。

製作方法：把**精油配方**依序加入到甜杏仁油裡，攪拌均勻即可。

Good idea 芳療師有辦法

扁桃腺發炎──漱口配方❷

材料
★ 伏特加 1 湯匙
★ 溫水 250㎖

精油配方：
★ 歐薄荷 5 滴
★ 甜馬鬱蘭 2 滴
★ 永久花 1 滴

使用方法
漱口，盡量讓水在口腔裡停留久一點；口腔潰瘍（又稱嘴破或痱滋）也適用。

▲小孩必須懂得漱口、吐水，才能使用此配方，限 7 歲以上小孩使用。

製作方法：每支**精油配方**滴入一湯匙伏特加或雙蒸酒（類似米酒）裡，倒入溫水 250 毫升。

咽喉炎

　　咽喉炎導致經常發燒，口腔潰爛。姚小朋友今年 8 歲，身高 132 公分，體重就有 40 公斤，屬於胖妞一個。她特別愛吃煎炸物，愛吃肉，不愛吃蔬菜水果，從小就經常咽喉發炎，然後導致發燒。因為飲食習慣差，有較嚴重的便祕，五到七天才會大便一次，還有口氣問題，而且口腔也會經常潰爛。

　　從她媽媽發來的舌頭照片看：姚小朋友舌頭紅絳，有顆粒狀，舌苔腐膩，很明顯一個飲食不當的舌相。紅絳顆粒狀主訴內熱蘊藏，所以經常咽喉發炎，口腔潰爛是必然的事情。

　　這個案例裡我們使用到的精油必須同時具有降熱消炎及滋陰的作用，例如可以用八月採收的歐薄荷精油，它含有最多的薄荷酮，冰涼滲透效果最好；有機茶樹精油除了消炎還能提升免疫力；藍膠尤加利吸水能力很強，可用於咽喉發炎；德國洋甘菊精油抗敏、消除紅腫、消炎，它非常的溫和，適合小朋友退燒使用；還有永久花和松紅梅都很適合咽喉部位的炎症，這裡我們只需選擇其中一種精油即可。

Good idea　芳療師有辦法

咽喉炎——按摩油配方❶

材料
* ★ 葵花油 20ml

精油配方：
* ★ 歐薄荷 5 滴
* ★ 有機茶樹 3 滴
* ★ 藍膠尤加利 3 滴
* ★ 德國洋甘菊 3 滴
* ★ 義大利永久花 2 滴

使用方法
咽喉炎油每天早晚抹喉嚨，輕輕揉按至完全吸收即可。

製作方法：把**精油配方**依序加入到葵花油裡，攪拌均勻即可。

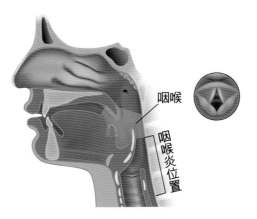

咽喉

咽喉炎位置

Good idea 芳療師有辦法
咽喉炎──按摩油配方❷

材料
★ 葵花油 20㎖

精油配方：
★ 歐薄荷 5 滴
★ 有機茶樹 3 滴
★ 藍膠尤加利 3 滴
★ 德國洋甘菊 3 滴
★ 松紅梅 2 滴

使用方法
咽喉炎油每天早晚抹喉嚨，輕輕揉按至完全吸收即可。

製作方法：**把精油配方**依序加入到葵花油裡，攪拌均勻即可。

Good idea 芳療師有辦法
咽喉炎──漱口配方❸

材料
★ 伏特加 1 湯匙
★ 溫水 250㎖

精油配方：
★ 歐薄荷 3 滴
★ 有機茶樹 2 滴
★ 藍膠尤加利 3 滴

使用方法
分幾次漱口，盡量讓水在口腔裡停留久一點。此配方漱口時注意不可吞下精油液。

▲小孩必須懂得漱口、吐水，才能使用此配方，限 7 歲以上小孩使用。

製作方法：每支**精油配方**滴入一湯匙伏特加或白酒裡，倒入一杯溫水 250 毫升裡。

柿子★

一方山水養一方人，一地風水產一地果；恭城是位於廣西的瑤族自治縣，恭城產的柿子個大，形美色澤鮮豔，肉厚無核，含醣量高。金秋季節，是柿子收成的季節，鮮柿味甜可口，凍柿子清香甜，晒成柿餅後，質軟，表皮有一層糖分蒸發而成的白霜，因此被稱為月柿。柿餅可止咳、降血壓，止腹瀉；恭城柿子蒂蓋是四方形的，恰似一枚銅錢。可以把瘦肉換成烏雞，瘦肉會比較平和一點，比較適合小朋友飲用，因為烏雞比較滋補，會有點燥熱。

★ 請看【咽喉炎、扁桃腺發炎】的月柿瘦肉湯　第 215 頁

嬰兒溼疹、脣炎、尿布疹、熱痱

Atopic dermatitis, Cheilitis, Diaper rash,
Miliaria rubra

嬰幼兒的肌膚尚未發展成熟，容易因為外界刺激，

出現紅腫癢、脫皮的症狀，導致發炎的現象。

嬰幼兒溼疹令許多家長都很頭痛，皮膚的搔癢感，

影響了全家人的睡眠，

也帶給家長很大的心理壓力。

西醫開設的類固醇藥膏，治標不治本，

皮膚炎還是反覆發作。

最後，我用九製紫草膏治好了兒子的溼疹。

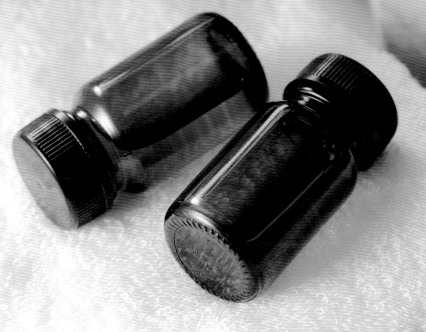

溼性溼疹

　　每一種溼疹都有它不同的特性，芳香治療師的價值在於能辨證論治。罹患溼性溼疹的是一個 12 歲的女孩，中學二年級，溼疹年期九年，3 歲時開始長一塊塊的溼疹，開始這塊狀溼疹乾燥後變成瘀紫色，然後掉皮，因沒皮膚就會滲血，而且非常癢。

　　從中醫角度來看由於氣血不到而引起，所以，做這個紫草膏的重點在於要用多種「活血、化瘀、生肌*」的中藥浸泡，包括：三七、當歸、白芷、乳香、沒藥等，先萃取其活性成分，然後精油配方要活血外也要促進細胞再生，會加入穗花薰衣草、花梨木、歐白芷、當歸、印度檀香。穗花薰衣草和花梨木，具有促進肌膚再生的作用。歐白芷、當歸、印度檀香一起用能補氣生血。人體裡氣要活了血，才能流動，血液循環。

　　治療這種問題，主要時機要在皮膚變乾燥的時候及時塗抹紫草膏，如果傷口已經出現，紫草膏只能塗抹在傷口的邊緣上，不能直接塗抹在傷口上；另外，可以喝一些太子參、黃花、大丹參等中藥材泡茶以補充氣血。這類中藥都具有活血化瘀、補肺氣的功效，提升肺氣後才能有效修復皮膚。所有的溼疹，就算這一刻轉好，也要維持一段時間使用紫草膏塗抹身體，才能鞏固體質。

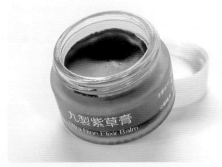

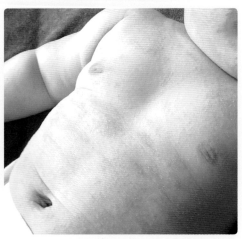

▲皮膚患者要忌口；不要吃牛肉、羊肉、海鮮、南瓜、茄子（茄瓜）、花生、雞蛋。

★ 請看【溼性溼疹】活血生肌茶　第 216 頁

九製紫草膏的源起

兒子溼疹的問題一直縈繞在我腦袋裡，看遍坊間、網路上面都有很多配方，經過濾和消化後，決定自己做紫草膏。古方的紫雲膏用的麻油浸泡紫草，但是現代人的體質和昔日不同，古代人吃不起肉，皮膚會很乾燥，而麻油會比較油膩，用在他們的皮膚上剛剛好。所以，我比較建議用兩種橄欖油調和在一起浸泡，然後加入蘆薈脂作為皮膚表皮膜修護及保溼，浸泡時候按步驟加入當歸、白芷、乳香、沒藥等中藥材，加強基底油的生肌作用。

精油配方也是主要以修護皮膚，維護肌膚細胞健康的思路為主，有穗花薰衣草、乳香作為維護皮膚細胞再生，然後用德國洋甘菊消炎，以紅沒藥止癢。在各種皮膚炎症問題上，單純一個德國洋甘菊是不足夠的，如果加上紅沒藥會覺得效果相當明顯，止癢效果也很好。

這個紫草膏我每天給兒子抹三到四次，不到十來天，他的溼疹就絕跡了。然後我們去了一次臺灣。原本是想著要帶在旅途上用的，只因溼疹才算剛痊癒，好害怕它復發，這種心情相信所有媽媽都能體會吧。

誰知道，把紫草膏放在門口的桌面上，最終還是忘記了帶，快去到機場才記起來，但是又不可能回頭去拿，就這樣過了忐忑的十天寶島旅程。在這個聖誕節假期裡，溼疹一點都沒有復發，這次我確定自己親手將兒子的溼疹搞定了。

關於紫草油裡的生物鹼：

講到這裡我想起了幾年前，經常會有客人來問我，說在網路上看到一篇文章裡面講：「紫草含有生物鹼，孩子用了會引致肝腎中毒…」當時我只有哈哈大笑，讀中醫的人都知道，生物鹼是中藥裡的成分大類，所謂成分大類意思是非常重要的成分，生物鹼是存在生物體內一種含氮的有機物，因為它是鹼性的，所以叫生物鹼。在中藥裡，生物鹼常常以無色結晶（鹽）的形式存在。

植物很少只含一種的生物鹼，往往是幾種或幾十種結構相似的生物鹼同時存在一種植物裡。生物鹼是中藥裡一種中藥的有效成分，目前已經分離出一萬多種，其中分離出來一百多種的生物鹼被用在臨床上，例如黃連的 berberine 用於抗菌消炎；麻黃中的 ephedrine 用於平喘；羅芙木中的 reserpine 用於降血壓；喜樹中的 camptothecine 用於抗腫瘤等，生物鹼品種繁多，根據其母核的化學基本結構不同進行分類，主要分為六十幾種。❶

---

❶ 有關內容可參考《中醫藥》書籍。

乾性溼疹

經過治好兒子的經歷，我深刻記住要回饋社會，我在香港透過網上親子平臺，免費提供我研製的紫草膏給小朋友使用，因緣際遇這第二個個案就是這樣來的。這是一個 4 歲多的小女孩，從移民到澳洲兩年左右，到澳洲後才起溼疹，主要長在四肢的關節結合處。因為很癢，小孩會去抓，抓完後表皮層皮膚會被摳掉，就會又癢又痛。這小女孩每天晚上睡不好，癢加痛就會哭。小女孩每夜哭個不停，孩子的媽媽就不可能好好睡了，加上還要照顧一個 2 歲的弟弟，這樣情況下媽媽很辛苦。

手工蘆薈膠

很幸運，我給女孩準備的六大罐九製紫草膏[1]、抗敏止癢精華露 300 毫升和蘆薈膠 2 公斤，女孩只用到第四罐紫草膏溼疹就完全好了。

女孩的媽媽在微信說：「很感謝您，女兒的溼疹完全好了，我晚上可以睡得很安穩啦，兩個孩子都上幼兒園了，我也可以去社區學一些東西，我的生活因為您的愛心，回歸到平靜裡，深深的感謝！」

我看了，心裡湧起一股暖流，有什麼東西比看到這些分享更開心的呢？

抗敏止癢精華露

這個小女孩的情況跟我兒子很不一樣，當時香港正值聖誕節前後，澳洲則是處於夏天，再加上澳洲天氣比香港要乾燥很多，除了紫草膏[1]的精油配方要改為：花梨木、廣藿香、德國洋甘菊、沒藥外，還得配了一個抗敏止癢精華露——德國洋甘菊純露，加入銀耳萃取、玻尿酸粉、海藻醣等，每次抹紫草膏[1]前先抹一層精華露，而紫草膏[1]就把精華露的水分鎖在皮膚裡面，因為溼疹問題，不外乎是局部皮膚角質層不健康引發的問題。

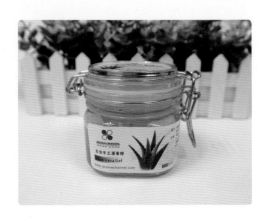

除了抗敏止癢精華露，我還給她預備了蘆薈膠。如果實在太癢了，我吩咐女孩媽媽把冰的蘆薈膠給孩子厚厚的敷一層，敷完洗掉後擦精華露，之後再抹紫草膏[1]，在患處抹上紫草膏，輕輕按摩至完全吸收。一日抹三至四次，直到溼疹痊癒。

乾性溼疹發生的原因主要為患處的皮脂膜乾燥引起，蘆薈膠和抗敏精華露主要給患處補充水分，然後用紫草膏[1]給患處滋潤以及修護皮脂膜健康。

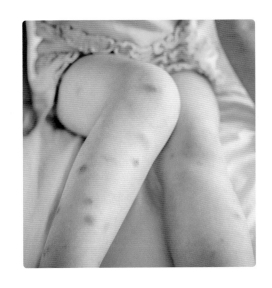

Good idea 芳療師有辦法
蘆薈膠配方❶

材料
★ 天然蘆薈膠

使用方法
蘆薈膠存放在冰箱裡，冰鎮後拿出來厚敷在患處，三十分鐘後擦掉或洗掉。

Good idea 芳療師有辦法
抗敏止癢精華露配方❷

材料
★ 德國洋甘菊純露 200ml
★ 銀耳萃取 0.5g
★ 玻尿酸粉 0.5g
★ 海藻醣 0.2g
★ 神經醯胺 2g

使用方法
擦掉手工蘆薈膠後，輕輕拍上抗敏止癢精華露。

製作方法：所有材料混合到德國洋甘菊純露裡，攪拌均勻後裝入乾淨玻璃瓶即可。

❶ 請看「九製紫草膏」　第 151 頁

九製紫草膏
Ultra nine elixir balm

紫草是植物上紫草科的統稱。全世界屬於紫草科的植物共有 2000 多種，紫草出自於《神農本草經》所記載的中藥材。紫草根是萃取自紫草的根。紅紫草是萃取自新疆紫草的根。紫草根又稱「硬紫草」，紅紫草又稱「軟紫草」。

Gromwell Root 紫草根

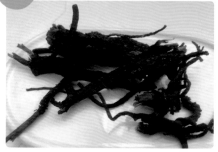

俗　　名：Radix Lithospermi

學　　名：*Lithospermum erythrorhizon Sieb. & Zucc.*

萃取部位：根

科　　名：紫草科（Boraginaceae）紫草屬

性　　味：味苦性寒。

功　　效：涼血活血、清熱解毒。

症　　狀：黃疸、紫癜、便祕、燒傷，溼疹。

Gromwell Root 紅紫草（新疆紫草）

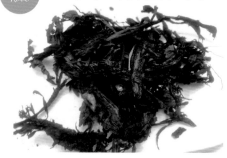

俗　　名：Radix Arnebiac

學　　名：*Arnebia euchroma (Royle) Johnst.*

萃取部位：根

科　　名：紫草科（Boraginaceae）紫草屬

性　　味：味苦性寒。

功　　效：涼血活血、清熱解毒。

症　　狀：尿布疹、皮膚潰爛、溼疹、凍傷、燙傷。

生理功效　紫草中豐富的紫草素與尿囊素，具有抗敏、退紅腫、抗菌、消炎、抗真菌、促進傷口癒合的功能，紫草油一直是中醫用來治療燒燙傷的常備良藥，有東方薰衣草之美譽。你可以單獨使用紫草根或紅紫草浸泡油，或是搭配荷荷芭油或月見草油調配成按摩油。常使用於嬰兒尿布疹，或溼疹、帶狀皰疹，甚至中耳炎、外傷都很好用。製成的浸泡油是偏紫紅色的液體。

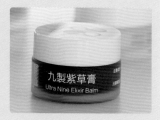

被誤會的紫草油：

本書的紫草油是用紫草根（硬紫草）和紅紫草（軟紫草）來做浸泡油，和坊間曾轟動一時，某大廠的有爭議的紫草膏不同。孕婦、嬰幼兒禁用的的紫草（Comfrey；也稱為「聚合草」或「康富利」）萃取出來呈橄欖綠色，和紫草根（Gromwell root）都是紫草科（Boraginaceae），但同科不同屬。去中藥行跟師傅抓紫草根和紅紫草，藥用都屬於清熱解毒，萃取後呈紫紅色，能夠修復皮膚，孕婦和嬰幼兒都很適合使用。

幫助兒子溼疹好起來的紫草膏，除了紫草油主要成分還添加穗花薰衣草、德國洋甘菊、乳香、羅馬洋甘菊精油。薰衣草精油能抗菌消炎、鎮定止痛，促進傷口癒合結疤；德國洋甘菊精油能夠消炎抗敏、抗組織胺、止癢；乳香精油能夠抗黏膜炎，活化皮膚細胞、抗真菌。沒藥精油針對過敏性皮膚，能夠舒緩皮膚乾癢。

紫草根 Gromwell root	紫草 Comfrey
修復肌膚	軟化肌膚
浸泡油是 紫紅色	浸泡油是 橄欖綠色
孕婦、嬰幼兒 需可使用	孕婦、嬰幼兒 禁止使用

紫草油的好處

除疤效果 促進肌膚細胞真皮層的生長，有效除疤。

抗菌效果 防止問題肌膚蔓延，細菌滋生。

消炎效果 具有消炎、止血、收斂、防潰爛的效果。

抗敏效果 有舒緩肌膚不適，鎮定過敏肌膚。

九製紫草油

材料

三七 4 兩	紅花 1 兩
當歸 4 兩	白芨 4 兩
白芷 4 兩	紫草根 6 兩
乳香 6 兩	紅紫草 6 兩
沒藥 6 兩	初榨橄欖油 2 公升

How to Make
紫草油作法

❶ 把紫草根、紅紫草浸泡在初榨橄欖油裡（油量須覆蓋過中藥材）三天後。

❷ 每三天加入一種中藥材攪拌均，直到所有材料加完後靜置三個月。

❸ 等到油將材料的有效成分釋出後，九製紫草油就完成了，然後把九製紫草油過濾中藥材後備用。

▲可利用滅菌紗布，把油過濾出來。

九製紫草膏

材料

九製紫草油 60㎖	
原蜂蠟 25g （Beeswax Unrefined:指未精緻的蜂蠟）	
蘆薈脂 5g	

精油配方：

穗花薰衣草精油 20 滴	
乳香精油 20 滴	
德國洋甘菊精油 30 滴	
羅馬洋甘菊精油 20 滴	

▲原蜂蠟：最好使用紐西蘭的麥羅卡有機蜂蠟，這個原蜂蠟本身有很好的修護皮膚表皮膜作用。

How to Make
紫草膏作法

❶ 原蜂蠟、蘆薈脂、九製紫草油加入 150 毫升的玻璃量杯裡隔水加熱至原蜂蠟融化後。

❷ 精油配方依序加入到玻璃量杯裡攪拌均勻。

❸ 在倒入乾淨玻璃瓶冷卻即可使用。

▲請看「DIY 精油膏的祕訣」第 104 頁。

〈使用方法〉

在患處抹上紫草膏，輕輕按摩至完全吸收。一日抹三至四次，直到症狀痊癒。

唇炎

案例

這次是一個來自內蒙古的 9 歲半孩子，有唇炎，唇上的皮會一片片掉落，每次接觸到刺激的食物就會變紅及搔癢。看了西醫，醫生還說孩子有鼻炎的趨勢。孩子的父親屬敏感體質，媽媽擔心這是遺傳自父親一方。

其實，體質真的很容易遺傳，特別是現代人生活習慣容易導致產生敏感體質，很大機會體現在呼吸系統、皮膚系統上，而要改這種體質要改變整個生活習慣，著實是挺困難。嘴唇的問題多來自脾胃，脾開竅於唇，所以有唇炎的人脾胃都有問題。治標在唇，治本在脾，必須鞏固脾胃。這女孩一直胃口欠佳，暑假期間去貴州時吃了涼的東西，就無端頻繁地拉肚子。

消炎紫草唇凍

我給她做了個消炎的紫草唇凍，主要加大紫草油的比例，質地是凍狀的，精油配方有：德國洋甘菊（CO_2 萃取）、有機德國洋甘菊（蒸餾法萃取）、羅馬洋甘菊、高地薰衣草、沉香醇百里香、有機茶樹。

CO_2 萃取的德國洋甘菊精油對於黏膜性皮膚的炎症能有效消炎及修復。它含有的母菊素溫和且具安撫組織按抗敏的作用；它抗發炎的效果非常好，由此可知，它適合用在一切皮膚發炎的情形上，是無可代替的精油。

有機德國洋甘菊含有 25% 以上的天藍烴，使得德國洋甘菊呈現出墨水藍色。高含量的天藍烴讓德國洋甘菊具有很好的消炎、消腫、抗敏作用，針對一些黏膜上發生的皮膚炎症，我經常把 CO_2 萃取德國洋甘菊和有機蒸餾萃取的德國洋甘菊搭配在一起使用，特別在淺表胃炎裡的治療裡我肯定會這樣搭配來用，因為胃壁是很嬌嫩的黏膜性皮膚。

慢性腸胃炎膏

剛剛說過，做的這些紫草唇凍作用只能治標，治本還在腸胃上面，因為唇炎只是反應脾胃功能的一個出處。我也做了一個腸胃膏，用廣藿香、薑、甜橙精油，配合葵花籽浸泡油做成膏，如果你嫌做膏麻煩，當然也可以調成油就可以用了，配方總比例按照孩子年紀大小調配。

芳療師有辦法

Good idea

消炎的紫草膏凍配方❶

材料

基礎膏配方：

* ★ 九製紫草油 65㎖
* ★ 原蜂蠟 25g
* ★ 蘆薈脂 5g

精油配方：

* ★ CO₂ 萃取德國洋甘菊 1㎖
* ★ 有機德國洋甘菊 0.5㎖
* ★ 羅馬洋甘菊 0.5㎖
* ★ 高地薰衣草 1㎖
* ★ 沉香醇百里香 0.8㎖
* ★ 有機茶樹 0.2㎖

使用方法

調合精油後搓雙手的肺經[1]，前胸任脈[2]，後背督脈[3]。

製作方法： 原蜂蠟、蘆薈脂加入到九製紫草油裡，隔水加熱至原蜂蠟融化後，**精油配方**依序加入到玻璃量杯裡攪拌均勻，在倒入乾淨玻璃瓶冷卻，攪拌均勻即可。

芳療師有辦法

Good idea

慢性腸胃炎膏─拉肚子配方❷

材料

基礎膏配方：

* ★ 葵花籽浸泡油 67㎖
* ★ 原蜂蠟 25g

精油配方：

* ★ 廣藿香 1㎖
* ★ 薑 1.5㎖
* ★ 甜橙 1.5㎖

使用方法

沾取適量的精油膏在手掌上抹開，然後塗在寶寶肚子上，手輕輕繞著肚臍畫圓圈，按摩至完全吸收即可使用。

製作方法： 原蜂蠟加入到葵花籽浸泡油裡，隔水加熱至原蜂蠟融化後，**精油配方**依序加入到玻璃量杯裡攪拌均勻，在倒入乾淨玻璃瓶冷卻，攪拌均勻即可。

[1] 請看「肺經」 第 98 頁
[2] 請看「任脈」 第 99 頁
[3] 請看「督脈」 第 100 頁

熱痱

　　一般 2、3 歲以下的孩子才會長熱
痱，一粒粒熱痱，密密麻麻地擠在額頭
或頸部上面，會讓孩子躁動不安。傳統
上會用爐甘石洗劑擦拭。幾年前我表妹
的兒子也是長了一整個額頭，慢慢地擴
散到頸部，還有背部都紅咚咚的，看見
都覺得難受。我教表妹，把蘆薈膠放在
冰箱裡冰了後，拿出來，每 5 毫升（一
湯匙的量）按比例加入一滴真正薰衣草
精油後，抹在患處，熱疹很快就會消失
了。那一次之後也沒有聽表妹說孩子再
長熱痱了。

消除熱痱

　　除了真正薰衣草，還有羅馬洋甘
菊和德國洋甘菊也都可以用在熱痱的治
療，比例和真正薰衣草一樣就好了；還
有冰的德國洋甘菊純露也能有效治療熱
痱，用紗巾溼敷就好了。

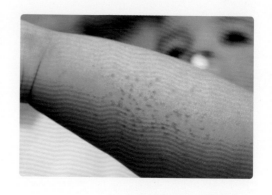

Good idea　**芳療師有辦法**
消除熱痱配方

材料
★ 蘆薈膠 5㎖
精油配方：
★ 真正薰衣草 1 滴
★ 羅馬洋甘菊 1 滴
★ 德國洋甘菊 1 滴

使用方法
把加入精油的蘆薈膠厚厚的敷在長熱痱
的皮膚上，二十分鐘後洗乾淨即可。

製作方法：把**精油配方**與蘆薈膠攪拌均勻。

尿布疹

案例

　　客戶的寶寶剛剛出生，因為肺炎住院十天，媽媽接回家時候發現整個屁股都爛了，心疼的眼淚直流。

　　這種情況我們先用薰衣草純露清洗寶寶屁股完後，用棉花棒把真正薰衣草精油抹傷口上，再撒有機芳香爽身粉在傷口上。第四天媽媽來報告，除了邊緣位置還是紅紅的，其他部位都癒合了。每次換尿布時重複一次以上步驟。

　　平時也要即時幫寶寶換尿布，避免尿液和糞便刺激嬌嫩的皮膚。如果發覺寶寶正在用力、哭泣，或尿布鼓起、有異味，都有可能代表必須換尿布了。如果尿布疹好發於腰和大腿則是因悶熱引起，有可能是穿太多衣服，室內溫度太高，或是尿布材質不佳，無法有效散熱。

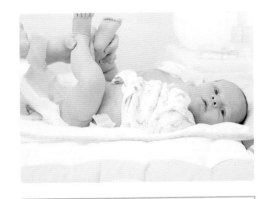

Good idea　芳療師有辦法
有機芳香爽身粉配方

材料
★ 有機綠豆粉 100g
★ 有機玉米粉 100g
★ 有機薰衣草精油 10 滴

使用方法
用棉花棒把真正薰衣草精油抹傷口上後，再撒有機芳香爽身粉在傷口上。

製作方法：所有材料加入後，抓著塑膠袋口上下晃動，反覆幾次，直到沒有顆粒狀即可。

處理外傷及疤痕

Handling trauma and scars

小朋友成長過程難免會有外傷，
要先用純露收斂傷口和止血，
傷口癒合的過程中用精油避免形成疤痕。
對於這些已經產生一段時間的疤痕，
主要先活絡氣血，促進細胞再生，
才能有效補平凹陷的疤痕。

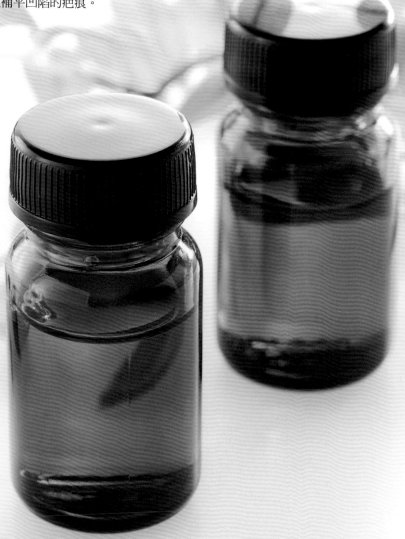

案例

小朋友成長過程中摔摔跌跌是很正常，但如果跌至弄出傷口而留下疤痕就不是好事。怎麼讓小朋友跌了又不留疤痕呢？一般芳香療法上，處理小朋友跌傷要分不同階段來作不同處理。

以下分享 2015 年我家小兒子在臺灣被哥哥拿棒球棍打中眉骨，需要縫六針的傷口處理案例。

當時是五月二日，我帶兩個兒子去臺灣出差，完成公事後一起到新北市淡水「八里左岸」遊玩，孩子們買了個棒球棍在草地上打棒球，玩到傍晚回到酒店後還是不肯放。我警告說這是戶外的玩具，不能在房間內使用；但孩子們不聽，繼續揮個不停……誰知弟弟大哭起來，指縫有血滴出來！我一邊安慰弟弟，一邊拉開他的手，看見眉毛上裂開一道有半吋長的傷口，連肉都外翻了！

永久花精油

當時首先檢查是否傷及眼睛，幸好沒有，心也定下來；然後我立刻把薰衣草純露倒在紙巾上清潔傷口，再往紙巾上倒滿永久花純露以收斂傷口和止血；止住血後用棉花棒在傷口上抹上純永久花精油，接著就下樓坐車去醫院縫針。

縫針時，弟弟哭得驚天動地，護理師和我得壓著讓他不動才能縫線，一共縫了六針！醫生用紗布貼在傷口外，吩咐說：「不要弄溼紗布，回香港後第六天去找個醫生拆線吧。」

縫針後回到酒店，我按照自己的常識處理：先拆掉紗布讓傷口呼吸，這樣有利傷口乾燥，然後用棉花棒直接往傷口上抹純永久花精油，主要可以防止傷口瘀腫形成，直到弟弟睡前一共抹了三次精油。

如上步驟，在拆線前我一直都直接往傷口上抹純永久花精油，令傷口沒有紅腫瘀青，這個步驟很重要，瘀腫形成

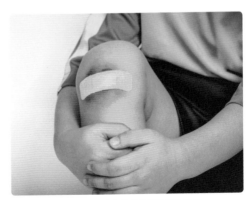

▲傷疤不及早處理，留疤和凸出的機會將會增加。

代表傷口在發炎，並非好事。週日回香港，週一早上觀察到傷口有點癒合了，就用剪刀剪斷上面的兩針線，輕輕拉出線後，用指腹沾了去疤的九製紫草膏，輕輕在傷口上揉，直到被完全吸收為止；晚上，我再把後面的兩針線也拆了，重覆用指腹抹紫草膏[1]至傷口完全吸收為止；翌日週二早上，把最後兩針也拆掉抹紫草膏。

為什麼這麼早自己給傷口拆線呢？其實縫針的作用是讓傷口可以盡快癒合，既然都開始癒合起來，就要盡快揉鬆癒合的部分。傷口由結締組織組成，會變得很硬且沒任何彈性，所以確定癒合後要第一時間把剛剛長的結締組織揉鬆，避免長成凸出的疤痕。

叮嚀

小朋友成長過程外傷是肯定會有的，特別像我家兩個頑皮的男孩，作為家長遇到這種情況第一要冷靜，第二確定沒有生命危險才去進行處理。最好出遊時訂酒店前先確定附近醫院的車程；另外，清洗傷口會用到的是永久花純露，而茶樹精油或任何純露亦可使用。所有純露都是弱酸性，具止血功能。止血最好是岩玫瑰純露，但不是常用；排第二是歐薄荷純露，因冰涼效果所以能有效收縮血管，加速止血。

癒合去疤複方精油

永久花純露除了能清洗傷口，還能消炎殺菌，收縮血管以達止血之效。如果沒有永久花純露，薰衣草純露亦可。對於傷口有癒合作用的精油還包括：穗花薰衣草、花梨木、廣藿香、德國洋甘菊等。

Good idea 芳療師有辦法
癒合去疤複方精油配方

材料
★ 玫瑰果油 20㎖

精油配方：
★ 穗花薰衣草 4 滴
★ 花梨木 4 滴
★ 廣藿香 2 滴
★ 永久花 2 滴
★ 德國洋甘菊 2 滴

使用方法
每天早晚抹傷口上，用指腹輕揉至完全吸收。

製作方法：把**精油配方**依序加入到玫瑰果油裡，攪拌均勻即可。

[1] 請看「九製紫草膏」 第 151 頁

外傷及疤痕處理 ❷

案例

　　這個案例是我的一個學生，去年七月，學生前手臂包著紗布來學校，她問我：「原本手這裡有顆痣，不小心被刮傷流血了。去看醫生順道把這個痣開刀拿走了，但是都十天了傷口一直還紅腫不知道怎麼辦呢？」

去疤複方精油

　　拆開紗布一看，傷口還是紅腫，好像正在發炎。我建議學生要把紗布拿掉，傷口才有呼吸的空間，讓傷口乾燥才可以癒合，然後在傷口上抹純永久花、德國洋甘菊和茶樹精油，主要是具有消炎消瘀腫的作用；等紅腫消掉後，再抹上用玫瑰果油、穗花薰衣草、花梨木、橙花、甜橙精油調配的去疤複方精油。三天後，學生告訴我傷口已經癒合了，只剩下一點紅紅的，我吩咐她接著用去疤複方精油一直抹到自己覺得效果滿意為止。

外傷及疤痕處理 ❸

案例

　　我家小兒子放學時在路上跑時摔倒，擦傷了左臉，傷口從左邊眼下位置延伸到鼻孔下面，最嚴重的是鼻孔下面。當我見到他時，已經是摔倒後的兩個小時。

　　兒子說：「阿姨有給傷口上抹了薰衣草精油。」見到他時除鼻孔下面還有一點滲血外，其他部位開始結痂，但仍有點紅腫。我直接用純永久花精油滴在棉花棒上，輕輕在傷口上擦了兩次，幫助消除紅腫；然後又用純穗花薰衣草精油直接在傷口上擦兩次。

　　翌日早上紅腫已褪，之後每天早晚用純穗花薰衣草直接抹傷口，直到膚色變回正常就痊癒了。

Good idea　**芳療師有辦法**
去疤複方精油配方

材料
★ 玫瑰果油 20mℓ

使用方法
每天早晚抹傷口上，用指腹輕揉至完全吸收。

精油配方：
★ 穗花薰衣草 3 滴
★ 花梨木 3 滴
★ 橙花 3 滴
★ 甜橙 3 滴

製作方法：把**精油配方**依序加入到玫瑰果油裡，攪拌均勻即可。

案例

10 歲男孩，兩年前右邊額頭撞破大量出血，去醫院縫了五針，留下了一個大約 4 釐米長凹下去的傷疤，男孩的媽媽希望可淡化疤痕。

對於這些已經產生有一段時間的，主要是先活絡氣血，促進細胞再生，才可填充這個凹下的疤痕。使用軟膏，效果要比複方精油要好，而配方中加入更多活性成分。

活血去疤

九製紫草油[1]在浸泡時候加入當歸、乳香、沒藥等九種活血生肌的中藥材，瓊崖海棠和玫瑰果油這兩種營養豐富的油，這裡 10 滴的小麥胚芽油活化整個基底油配方的作用。估計這個疤痕三至六個月內，能看到明顯淡化的效果，九個月至一年左右客人回覆已能得到滿意的效果。

Good idea **芳療師有辦法**

去疤膏配方

材料
★ 九製紫草油 75㎖
★ 瓊崖海棠油 10㎖
★ 玫瑰果油 10㎖
★ 小麥胚芽油 10 滴
★ 蘆薈脂 12g
★ 原蜂蠟 15g

精油配方：
★ 廣藿香 10 滴
★ 甜橙 20 滴
★ 穗花薰衣草 10 滴
★ 乳香 5 滴
★ 沒藥 5 滴

使用方法
每天兩到三次用棉花棒沾取適量精油膏，塗在疤痕上，用指腹輕輕揉按至精油膏完全吸收。

▲因去疤膏質地需要柔軟一點，所以此配方的原蜂蠟比例降低。

製作方法：把九製紫草油[1]、瓊崖海棠油、玫瑰果油、小麥胚芽油混合後，加入原蜂蠟及蘆薈脂，隔水加熱至原蜂蠟完全乳化後，**精油配方**依序加入玻璃量杯裡攪拌均勻，在倒入乾淨玻璃瓶冷卻，成膏體即可。

[1] 請看「九製紫草油」，第 151 頁

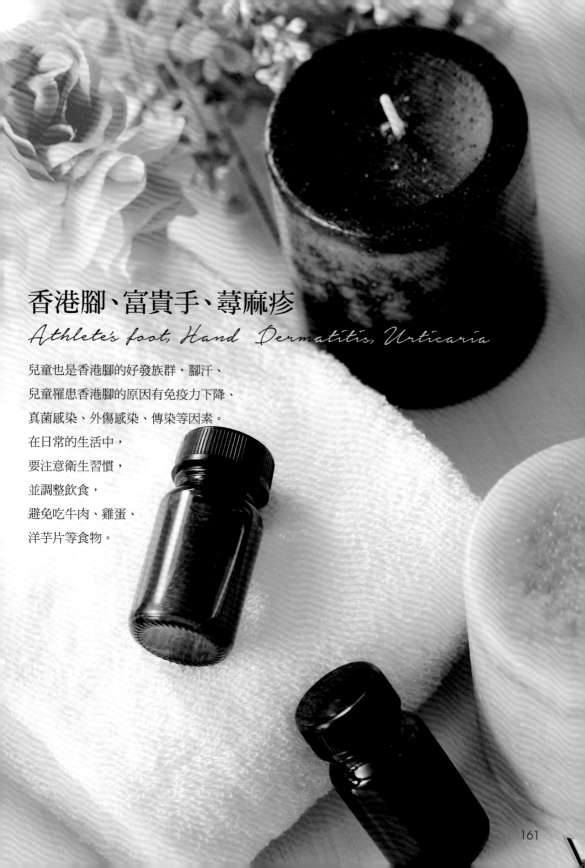

香港腳、富貴手、蕁麻疹

Athlete's foot, Hand Dermatitis, Urticaria

兒童也是香港腳的好發族群，腳汗、
兒童罹患香港腳的原因有免疫力下降、
真菌感染、外傷感染、傳染等因素。
在日常的生活中，
要注意衛生習慣，
並調整飲食，
避免吃牛肉、雞蛋、
洋芋片等食物。

兒童香港腳

香港腳其實是細菌的感染，細菌只會在潮溼的環境下生存，要澈底殺滅它，唯有讓腳保持乾燥；但是現在的生活形態，夏天也穿著包頭的球鞋或皮鞋，這樣腳部就很容易會出汗，汗水就會招惹細菌引致腳臭，嚴重的腳趾縫會掉皮潰爛。對付一般輕微的香港腳，其實用純茶樹精油就很足夠。

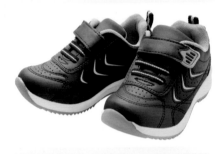

▲密閉的鞋頭空間是細菌的溫床，很易引發香港腳。

Eric 是一個小學一年級生，品學兼優又熱愛運動，各種球類都玩得成績出眾。上學時基本上他穿皮鞋，上運動課時候才換上球鞋，從一年級下學期起媽媽就發現他有腳臭。

我教 Eric 媽媽用棉花棒沾滿茶樹精油，然後直接塗在腳縫，再用大概 15 滴茶樹精油滴於食鹽裡，然後把食鹽倒入大約 2.5 公升的溫水裡，讓 Eric 泡腳，泡完腳以乾毛巾吸去腳上水分。

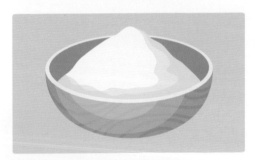

▲用玉米粉加上精油，然後在塑膠袋裡搖勻。

在家要穿透氣的拖鞋，另外在球鞋裡面撒上滴了茶樹和薰衣草精油的玉米粉，玉米粉可以吸走鞋裡的汗水及汗味，到穿鞋時才把玉米粉倒出。

青少年香港腳

案例

第二個案例是 12 歲豪仔，豪仔剛剛升上中學，但是他的兩隻腳的五個腳趾縫都很嚴重的潰爛，好像快見到骨頭的樣子。

讓我們重組故事：豪仔患上香港腳已經三、四年，小學時只有臭味不太嚴重，然而上到中學忽然就很嚴重了，腳趾縫完全爛了，腳趾腹上面坑坑窪窪的也是爛的，腳趾根部發黑，指甲變成灰甲，腳趾不停滲出黃色液體，又癢又痛……，家長帶去看了十多次醫生、打點滴，還處開藥膏塗抹，情況沒有改善。每一刻豪仔的腳都在癢痛，根本不能集中精神上課，情緒也很低落。

香香玉米粉

十一月三日首次見面，説句實話我沒見過更惡劣的情況，但仍想幫忙豪仔的腳患。我先讓他用茶樹加薰衣草純露泡腳約十分鐘（兩者剛好浸滿腳趾縫就足夠，主要是清潔作用）後，用毛巾吸乾水分；腳趾縫和腳趾腹的傷口上很快就有黃色液體滲出，這時直接用「香香玉米粉」灑在上面，很快見到玉米粉被浸溼，這時擦掉第一次玉米粉，重新撒上第二次玉米粉，五分鐘後再擦掉玉米粉，然後直接抹上茶樹、薰衣草混合的

純精油。鞋子裡也撒上「香香玉米粉」，而豪仔則要穿上拖鞋回家（香港腳患者能不穿包頭鞋就盡量不穿，光著腳更佳）；同時，給他配好了「香香玉米粉」讓他回家裡使用。

十一月四日傍晚，腳部傷口明顯收乾了，可直接用茶樹、薰衣草純露泡腳後擦乾，然後再直接抹上茶樹、薰衣草混合精油，並且吩咐他，如果情況一直變好，就自己在家抹配方精油就足夠了。

到了八日患處完全好轉，我替他開心，並叮囑豪仔：「繼續讓患處按之前的方法使用一段時間，以鞏固效果。」但是到十一月十二日豪仔又來電話説：「復發了，情況比第一次見到時候更差！」我很疑惑，叫豪仔來工作室，情況果然不妙，特別是後面四個腳趾，爛的像指甲都要掉下來。豪仔臉色也比上次見蒼白，精神更萎靡。我按照十一月三日的處理方法重新來一次，一邊做一邊問陪同來的豪仔媽媽：「這段時間生活有什麼變化？」他媽媽一口咬定生活一切如常。

我只有逐一查問，最後確定他吃了牛肉、雞蛋、洋芋這幾樣「毒物」，提醒他們暫時要戒口；另外從豪仔的臉色

看來，以這年紀來看應該是脾胃欠佳，再探脈象，脾胃的脈象很弱，說明脾胃弱兼溼氣很重，心脈象也不夠厚重，沒什麼活力似的。這種現象稱為「心陽不足」，其實腳氣很多人會有，但嚴重至此明顯是心陽不足，因為腳趾離心臟最遠，心陽氣不足，體液回流運行就會出問題，成年男性常見的痛風症狀也是心陽問題。心的陽氣足夠，毒素也能運走，所以處理腳患的問題同時也必須提升心陽運作。

提升心陽氣軟膏

我做了一個提升心陽氣的軟膏，裡面使用了肉桂皮為主材，以提升心陽。此外在飲料裡加入安南的肉桂皮。安南肉桂皮非常芳香，提升心陽同時還能暖胃，我經常在喝咖啡時扔一點進去，另有一番的風味。提升心陽我們也可以用張仲景的經方「桂枝湯」作加減，當然份量也可以看年齡和情況而定。

豪仔連續來了四天，看著他情況一天比一天好，就讓他自己在家裡處理，方法還是跟上次一樣。一週後豪仔的整隻腳就痊癒了，但之前提到香港腳是細菌問題，而細菌在潮溼環境下很易生長，想不再患上香港腳，密閉的鞋子一定要少穿為妙，在家裡就盡量光著腳吧！

說到這裡奉勸家長們一句：生病的孩子戒口是非常重要的一環，冰的、涼的東西不能吃，煎炸食物少吃為佳，不要以為吃幾次就沒事，問題在於這些會變成壞習慣，所以盡量不能習以為常。

Good idea　**芳療師有辦法**
香香玉米粉配方❶

材料
★ 玉米粉約 200g
★ 茶樹精油 15 滴
★ 薰衣草精油 5 滴

使用方法
在球鞋裡面撒香香玉米粉，玉米粉可以吸走鞋裡的汗水及汗味，穿鞋時才把玉米粉倒出。這也可以當成嬰兒用的香香爽身粉，爽身粉建議加入澳洲紅岩泥或綠岩泥。

製作方法：玉米粉放在塑膠袋裡，直接倒入**茶樹精油、薰衣草精油**後，抓緊袋口用力搖勻，讓精油和玉米粉混合。

Good idea　**芳療師有辦法**
提升心陽軟膏配方❷

材料
★ 葵花籽油 40㎖
★ 蘆薈脂 30g
★ 乳木果脂 30g

精油配方：
★ 肉桂皮 20 滴
★ 迷迭香 20 滴
★ 黑胡椒 30 滴
★ 天竺葵 30 滴

使用方法
每天早晚各一次，沾取適量精油膏塗抹在胸部揉按至吸收即可。

製作方法：葵花籽油、蘆薈脂、乳木果脂加入到玻璃量杯裡，隔水加熱至融化後，**精油配方**依序加入到玻璃量杯裡攪拌均勻，再倒入乾淨玻璃瓶冷卻，成膏狀即可。

富貴手 / 蕁麻疹

每次接的案例總像同類型的湊在一起，一個小時內接到兩個中學女孩患有富貴手，同樣都是很小的時候就手指脫皮，而且都是愈大愈嚴重，一個 12 歲、一個 13 歲，比較起來前者較嚴重，所以這次只談這位 12 歲女孩案例：

大概 2、3 歲時候發現女孩手指頭會掉皮，剛開始不算嚴重，只是偶發性出現，所以沒加注意；到大概小學二、三年級時，除了兩隻拇指其他八隻手指頭都會嚴重脫皮，特別在冬季時指頭脫皮地方會滲出血來，而且很癢。雖然一直有看醫生，醫生都說是溼疹，就開始用醫生處方的藥膏，但一直沒見好轉，因此也不敢讓孩子碰水，更遑論做家務。其後手指問題總算解決了，但到大概半年前的一個傍晚，女孩大腿忽然長出密密麻麻的紅色疙瘩，凸出來像疹子，非常癢，不停撓到出血才能舒服一點；但過二至三個小時，這些疙瘩會平復下去，只剩女孩自己撓出的血印。醫生一時診斷為溼疹，一時又說是風疹，各種藥也吃了，但仍是反反覆覆沒痊癒過，令女孩和媽媽好困擾。

看到這個女孩手指頭脫皮的地方比較乾燥、粗糙、龜裂，手指尖皺紋增加，會反映出白色，也會有條狀看到裡

面紅紅的，快要出血樣子，我斷症為富貴手。造成富貴手的原因有兩個：

（1）手部皮膚油脂異常，很容易受外界環境破壞造成乾燥脫皮，使得皮膚的通透性特別高而產生。

（2）手部皮膚受到化學品如洗衣粉、洗潔精、漂白水等刺激而來。

女孩從不用做家務，明顯原因是第一個。另外，女孩大腿上的疹子，按照媽媽的描述 99% 是風疹，亦叫蕁麻疹。風疹的特性來得快去得也快，臨床表現

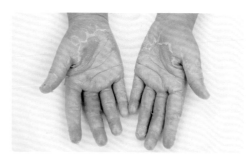

▲富貴手

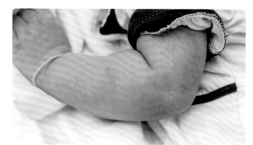

▲蕁麻疹

為皮膚上出現紅色或白色塊狀包塊，大小不一，撓過它後可能還會融合成一片。蕁麻疹還分急性和慢性，急性的一般會在幾個小時內退散，慢性的可以維持幾週或幾個月以上。

皮膚問題在飲食上必須要很注意，冰冷食物要戒，因為會刺激皮膚和呼吸系統收縮，皮膚收縮了就不能排泄廢物；另外竹筍很毒，平常皮膚沒事的也少吃為妙；芒果、菠蘿這些水果很溼熱，也會誘發疹子。另外，荔枝、龍眼、櫻桃這些水果比較燥熱，也盡量少吃！

消除富貴手

富貴手我要先針對健全手指的表皮膜，才能維持皮脂分泌，所以用紅沒藥、乳香、德國洋甘菊、廣藿香、玫瑰草、沉香醇百里香，配合九製紫草油和原蜂蠟、蘆薈脂做成護手霜。紅沒藥和乳香可修復皮膚，是一對好搭檔，玫瑰草可以補水。

女孩的蕁麻疹屬於風熱型，問診了，平日經常吃冰棒（雪糕）和冷飲，也很愛吃芒果、龍眼等這些水果。針對蕁麻疹，另外同樣的精油搭配，以不同比例又做了一種軟膏，這個軟膏基底的紫草油加入更多的當歸、白芷浸泡，當歸可以很好的養血，白芷辛溫解表。一週後，客人回饋說，孩子的手好很多了。

Good idea　**芳療師有辦法**
消除富貴手精油霜配方

材料

A：
★ 薰衣草純露 55㎖
★ 橄欖乳化劑 5g

B：
★ 九製紫草油 25㎖
★ 原蜂蠟 5g
★ 蘆薈脂 5g

精油配方：
★ 紅沒藥 1㎖
★ 乳香 0.5㎖
★ 德國洋甘菊 0.5㎖
★ 廣藿香 0.5㎖
★ 玫瑰草 0.5㎖
★ 沉香醇百里香 1㎖

使用方法
塗抹於皮膚上。

製作方法：
薰衣草純露、橄欖乳化劑放入 A 量杯，九製紫草油、原蜂蠟、蘆薈脂放入 B 量杯。A 與 B 量杯一起放入鍋裡隔水加熱，直到兩個量杯裡材料完全融化後，把 A 量杯倒入 B 量杯裡攪拌成乳狀，放置冷卻後，依序加入**精油配方**再稍微攪拌均勻即可。

★中醫蕁麻疹按照症狀分為幾個類型：

風寒型	皮疹白色，遇到冷風就很容易起或是加劇，多在冬天，或冷氣環境下發病。
風熱型	表現為紅色疹子，撓的時候局部有灼熱感，遇熱加劇，得冷減輕，多在夏天發病。
腸胃積熱型	表現為紅色疹子，同時會便祕腹脹。
肝熱型	表現為紅色疹子，肝為木要疏泄，故此情緒緊張，會加重蕁麻疹。
氣血兩虛型	表現的疹子色淡紅，反覆發作，延續幾個月或者幾年，勞累後加重，患者臉色蒼白。

拓疣

案例

　　北京的客人龍小姐本身的婦科問題、失眠，還有她媽媽的更年期問題也是找我處理的。這天她來問的是孩子的拓疣。

　　她說：「香香，我家兒子 12 歲，一年前腳底有幾個地方開始增厚，然後增厚的地方中間會長出黑色像芝麻狀態硬的東西來，走路就會很不舒服，開始因為沒什麼感覺，所以也就沒有理它。後來影響到走路了就當雞眼處理過也不行；也有用削腳皮的刀子削過，很硬，搞不定，現在孩子走路遷就著，也上不了體育課，痛呀！」

消除拓疣

　　龍小姐孩子這種叫拓疣，由病毒引起的，被很厚的角質層圍著，所以要用一些帶有腐蝕性的精油，配合抗病毒的精油；因會傳染，這樣子自身也會被傳染，開始可能只有一個，慢慢就傳染開來，其他地方也會長了。

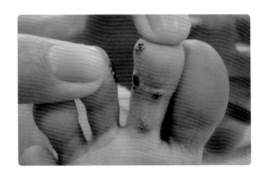

Good idea　芳療師有辦法
消除拓疣精油液配方

材料
★ 酒精 1㎖

精油配方：
★ 有機茶樹 2 滴
★ 丁香 1 滴
★ 檸檬 1 滴
★ 沉香醇百里香 2 滴

使用方法
每天二至三次，用棉花棒塗抹在疣上。

製作方法：把**精油配方**依序加入到酒精裡，攪拌均勻即可。

📖 中醫芳療有解釋

消除拓疣精油液：這個配方 30% 的精油混合酒精直接用棉花棒塗抹在疣上，孩子塗抹了大概一週，拓疣中間黑色部分慢慢就脫落了；後來再一週左右，附近增厚的角質層也軟化了。直到今天一年多過去了，也沒說有再犯了。

肛周膿腫
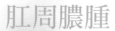
Perianal abscess

肛周膿腫是在小兒科很常見的疾病，

常見於滿月前後的新生兒，

絕大多數是男孩罹患。

很多嬰兒在腹瀉後，

導致肛周皮膚受污染刺激、摩擦損傷。

肛周膿腫很容易反覆，

病程十天至半個月不等，

一般西醫會建議做手術引流膿液。

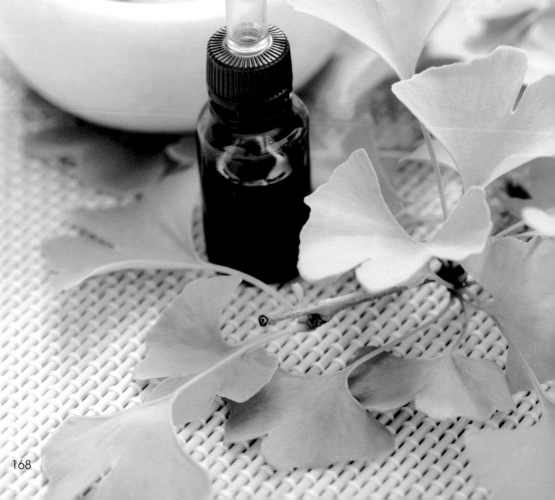

新生兒好發的肛周膿腫

肛周膿腫的意思是直腸或肛門口受到細菌感染，鼓起一個膿包；因為寶寶的皮膚非常薄，加上年紀小，腸胃會比較弱，腸胃裡稍微有一點點的溼熱就會拉肚子，溼熱下注這些原因糾纏在一起；比起成年人，寶寶更加容易形成肛周膿腫。

JOJO 的寶貝是吃純母乳的，在二十幾天的時候，老是拉肚子，家裡人感覺是母乳的原因，改餵奶粉，然後就開始發現肛周膿腫，開始是鼓起一個包，越來越硬，大概在兩到三天後化膿，然後會破一個小口，擠出一些膿之後，膿口就自己閉合上，然後就這樣子一直反反覆覆；JOJO 帶孩子看了醫生，醫生處方使用百多邦和魚石脂藥膏抹，然後 JOJO 自己還用黃連水給寶寶洗屁股，每天就給孩子刺穿那個膿包，把膿液擠出來，然後在傷口處抹藥水消炎。但是，藥膏抹了，情況也是沒有完全改善，就是這樣子時好時壞不停化膿，醫生當時有建議手術引流，JOJO 考慮到兒子還沒滿三個月，不忍心看著孩子就這樣手術了，所以就採取保守治療，JOJO 公公放話說：如果到這個週末還沒好就要拉孩子去手術引流了。

JOJO 的寶貝還在月子裡的時候，患肛周膿腫，這兩個月裡不停看醫生，就是沒有澈底好，看著寶寶這麼難受，JOJO 只能半信半疑地給寶寶用精油來治療。沒想到 JOJO 給寶寶使用精油配方五天後，發來手機訊息：「香香老師，我家小寶的肛周膿腫完全好了，很感謝您！」

抗敏精露

芳香療法治療肛周膿腫主要在於清潔、消炎及殺菌；關注到寶寶皮膚幼嫩，只能選擇德國洋甘菊純露加入銀耳多醣粉、玻尿酸粉等製成的精露加強抗敏。德國洋甘菊純露很溫和，它的 pH 值在4.0 至 4.1 之間，偏酸性，它是抗過敏最好用的純露，我在處理所有的過敏情況也使用此精露配方來清洗及溼敷，加入銀耳多醣粉、玻尿酸粉這些保溼劑可以大大提升德國洋甘菊的溫和性；德國洋甘菊精露要放到冰箱裡冰著備用。這作法可以大大的降低寶寶肛門及傷口上的紅腫及灼熱感；溼敷完用棉紗巾吸乾水分，在傷口抹上排毒消炎的複方精油。

精油主要由薄荷、杜松、永久花、沒藥、德國洋甘菊及茶樹混合而成，主要作用消除紅腫，排除溼熱，化解膿腫及促進傷口癒合。配方裡茶樹使用普通茶樹，主要是取茶樹強大的殺菌作用，然後德國洋甘菊和沒藥、歐薄荷這個組合除了鎮定、降紅腫、抗敏外，更是強化了茶樹的殺菌作用；杜松是消水腫、排毒；永久花加快膿液代謝，促進傷口癒合；每個精油都具有不同程度的殺菌作用，其中以茶樹的殺菌能力最強，根據不同情況把它們組合在一起，更加放大它們的殺菌能力。

配方濃度是 10％；幾個月的寶寶能用10％濃度的配方精油嗎？

急症急治，濃度不到這個比例，達不到殺菌作用，引起肛周膿腫的細菌很複雜，常見有大腸桿菌、金黃葡萄球菌、鏈球菌和綠膿菌，偶然也會有厭氧性細菌和結核桿菌，經常是多種的病菌混合感染，臨床症狀，很痛、非常痛，嚴重的還會高燒到 40 度以上。多數的處理手法是手術引流，把膿頭引流出來。

高濃度的精油配方適用於緊急的局部症狀，再根據配方的濃度、使用面積大小等來決定使用頻繁度及時間；在使用這些高濃度配方時，以及療程完成後我們要給予寶寶多喝一點白開水，飲食也要清淡。

每一種精油含的化學分子少則百多種，多則超過四百多種，化學分子愈多其功能愈多樣化，這些化學分子之間互相依存，互相制約，它們是一個共同體成全整個精油的功能；一個複方精油是按照客人情況，把幾款精油調和在一起，提升整個配方的功效。

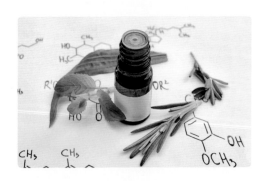

芳療師有辦法
抗敏精露配方❶

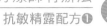

材料
★ 德國洋甘菊純露 200㎖
★ 銀耳多醣粉 1g（Tremella Fuciformis Polysaccharide）
★ 玻尿酸粉 1g

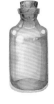

使用方法
擠完寶寶的膿後，用棉紗巾吸滿德國洋甘菊精露給寶寶清洗傷口，洗完傷口後，再用化妝棉吸滿精露蓋在傷口上溼敷，來回三至五次。

製作方法：將銀耳多醣粉末加入德國洋甘菊純露裡，再將玻尿酸粉加入充分攪拌。

芳療師有辦法
排毒消炎複方精油配方❷

材料
★ 向日葵油 18㎖（太陽花籽油）

精油配方：
★ 歐薄荷 5 滴
★ 杜松 5 滴
★ 永久花 5 滴
★ 沒藥 5 滴
★ 德國洋甘菊 5 滴
★ 茶樹 15 滴

使用方法
傷口做完用德國洋甘菊純露清洗並溼敷完後，用棉紗巾吸乾水分，在傷口抹排毒消炎複方精油。

製作方法：把**精油配方**依序加入向日葵油裡，攪拌均勻即可。

寶寶治療期間：

在治療期間就不要給寶寶包尿布了，包尿布會有機會摩擦到傷口會痛，如果傷口結痂了尿布摩擦會帶落痂，這樣症狀就可能會復發。如果孩子喝奶粉，我們在需要的時候要給孩子喝開奶茶，我家兒子小時候喝的開奶茶是自己從中藥房裡抓的，包括：穀芽、麥芽、淡竹葉、燈芯花、生薏米，熟薏米、玉米鬚，因為幾乎所有的奶粉都含有糖分，吃多了會膩，膩了就會產生積食，然後腸胃積食會化火，這個開奶茶一般香港中藥房的人都知道，主要是化解各個臟腑的熱，消除積食，如果煲水直接喝的還可以加點山楂一起煲，如果用來代替水泡奶用就不能加山楂，因為山楂會讓奶粉結成塊狀。

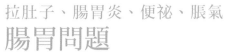

拉肚子、腸胃炎、便祕、脹氣
腸胃問題
Stomach & Bowels

現代家長給小孩的份量比實際上他需要得更多,吃太飽、太撐,會造成積食影響消化系統。腹脹常是因甜食吃太多,胃酸變多造成脹氣。脾胃痰溼主要是吃進油炸或冰冷的食物,脾的分解、吸收功能變差,使腸胃道氣滯不通。

拉肚子

去年冬天的早上,一個年輕的媽媽找到我說:「香香,我家小兒子九個月大,已經拉肚子一個多月了,一直看醫生,現在算是好很多了,每天還是拉三至四次,拉得很稀,便便都是水狀。」

我們知道營養是從食物裡供應,進入到胃部,經過小腸吸收後,才通過大腸排泄出來,每天都有大便,有進有出才是正常的;如果每天便便次數過多,或者直接拉稀的大便就稱為拉肚子,小寶寶正處於長身體的階段,需要足夠的營養才能維持身體的需要,拉了足足一個月,真讓家人焦急。

腹瀉複方精油

我讓這位媽媽帶孩子來我這裡,這個九個月的寶寶看上去只是瘦弱了一點,精神還挺不錯,愛玩愛笑;媽媽還保留這孩子在車上剛拉的尿片,打開一看,便便有渣狀,也有水狀。我在心裡盤算了精油配方——薑、廣藿香、黑胡椒、甜橙;配方裡的薑和黑胡椒互搭配能夠提升脾氣。調好油後我就在小寶寶的肚子上逆時針按摩,給第一次使用精油的人操作,我們要很細心觀察他的一切反應,雖說精油是純天然的東西,但是也會有人對天然東西過敏或反應較為激烈。

我給寶寶按摩完後,也讓寶寶的媽媽試了,他們就半信半疑地離開了,到了第二天下午,他們給我電話說,寶寶昨天離開後到今天中午就只拉了一次,我叮囑他們就是不拉了,這個星期裡還是每天給寶寶用這個配方按摩一次,鞏固一下效果。

這個娃娃由於九個月大了,除了喝奶,還得要添加副食品(輔食),而燉蘋果有很好的止瀉作用,我讓寶寶的外婆(姥姥)給孩子燉蘋果小米粥,作法很簡單,蘋果洗乾淨,用勺子挖掉蘋果的核心,加入一把小米,放入燉盅裡隔水燉上一個半小時,蘋果燉爛就好了,不要削掉皮,主要的效果在於蘋果皮裡面的果膠能夠調整脾胃功能。

孩子是由於脾陽不足而拉肚子,廣藿香和甜橙能有效調整腸胃功能。配方總比例在10%左右,薑占4%,黑胡椒、廣藿香、甜橙各2%;如果要立刻收到效果,還要加大配方裡薑的比例,但是孩子才九個月,皮膚非常嫩,這種劑量會對他造成刺激,還有也要考量精油是否能夠好好透過淋巴系統排掉。

我在每一個個案的配方裡，除了要思考這個配方的效果，也要預計什麼時候能開始有效果，還有預設假如這配方沒效果或出現了反效果，應該對應的方案，這些都要有心理準備。

一個好的精油配方，我們要考慮到患者的症狀、年齡、生活形態、心理因素，之前接受過什麼治療等。然後，配方裡每一支精油的比例也非常重要，記得去年有一個學生說：「老師，我老公下班後從冰箱裡拿出西瓜，直接用勺子挖西瓜吃，現在腹瀉很嚴重，在廁所裡根本出不來了；我給他用了廣藿香、甜橙、甜茴香、薑，效果也不好，怎麼辦呢？」

其實這很簡單，患者是因為大熱天時吃了冰冷的食物導致拉肚子，要處理這個案例可以有兩個很好的配方，一個直接用迷迭香、黑胡椒、薑就好了，這裡三個的精油全部是食材，而且都性味辛溫；另外，也可以使用上面給九個月大寶寶的配方，只是比例要調大，總精油的比例要到濃度30%，而薑就得占15%；學生給她家老公高濃度配方，用了兩次，立刻把腹瀉止住了，其實很多配方效果差距就在怎麼安排每支精油的比例。

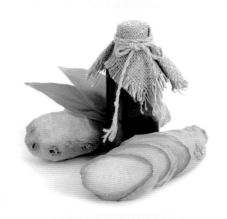

Good idea　　**芳療師有辦法**
腹瀉複方精油配方

材料
★ 荷荷芭油 10㎖
精油配方：
★ 薑 8 滴
★ 廣藿香 4 滴
★ 黑胡椒 4 滴
★ 甜橙 4 滴

使用方法
調好油在腹部逆時針輕輕揉按，能夠調和脾胃功能，升舉脾陽，收斂止腹瀉。

製作方法：把**精油配方**依序加入到荷荷芭油裡，攪拌均勻即可。

腸胃炎

七歲的小薇，她在暑假時和媽媽去了海南島，有一天吃完海鮮後上吐下瀉，當時情況有點嚴重的，住進醫院幾天後，情況緩解後就回家了。回到家後每天還是小拉二到三次，幾乎是吃完就直接拉，拉出來的東西像鼻涕；然後，回到深圳也看了醫生，但是情況就這樣時好時壞，直到前兩天拉出來有血，她媽媽很焦急，通過朋友來找我。

小薇的情況是由於吃海鮮後痢疾桿菌在腸道而引起，後面的情況是由於痢疾未清引起腸道菌群失衡，最後使得腸道表面的黏膜受傷；痢疾引起的拉肚子我們重點在殺菌，殺菌最好是含酚類和醛類結合的精油。

痢疾腹瀉

肉桂葉的化學結構裡含有高比例的丁香酚和大約 3% 的肉桂醛，它能夠成為腸道裡全面的抗菌劑，能抗病毒，同時又幫助消化（但是一般情況下，幫助消化的精油很多，我們不會在配方中用肉桂葉精油，因為它比較刺激）。

腸胃道、消化系統的問題在中醫屬於「脾胃」的範疇。菌群失衡的部分，我們用甜橙搭配廣藿香整理脾胃功能，廣藿香是我用過在腸胃系統唯一最好的精油，它的植物就是中藥裡的「藿香正氣丸」的植物，和正露丸是一樣的味道。它是少數愈放味道愈醇厚的精油，喜歡它的人很喜歡它，討厭它的人又非常討厭它。其實靜下心來欣賞它的味道，它是很好聞，使人很有安穩感覺的精油。

調理腸胃

小薇只用了一次這個配方，下午就沒有拉肚子了，為了鞏固效果，我們在晚上和第二天早上再用了這個配方。之後換成「甜茴香、廣藿香、甜橙、薑」這個配方來養護脾胃。對於這些已經拉肚子一段時間的患者，我們在做完止瀉後，還要給予脾胃養護，才能把脾胃功能鞏固得很好。

芳療師有辦法
痢疾腹瀉配方❶

材料
★ 荷荷芭油 10㎖

精油配方：
★ 肉桂葉 2 滴
★ 廣藿香 6 滴
★ 甜橙 6 滴

使用方法
在腹部逆時針輕輕揉搓按摩，直至精油完全被吸收為止。配方具有消炎抗菌作用，針對痢疾引起的泄瀉有很好的治療作用。

製作方法：把**精油配方**依序加入到荷荷芭油裡，攪拌均勻即可。

芳療師有辦法
調理腸胃配方❷

材料
★ 向日葵油 10㎖

精油配方：
★ 甜茴香 1 滴
★ 廣藿香 2 滴
★ 甜橙 2 滴
★ 薑 1 滴

使用方法
在腹部逆時針輕輕揉搓按摩，直至精油完全被吸收為止。提升胃陽，溫補脾胃，提升脾胃消化的功能。

製作方法：把**精油配方**依序加入到向日葵油裡，攪拌均勻即可。

便祕 ❶

案例

小藍今年 10 歲，讀五年級，他從出生開始就時常便祕，有時候七到十天才大便一次，通常是五到七天一次；這讓藍媽媽十分煩惱，這些年以來，只要人家説推荐什麼可以通便就吃什麼，也尋遍各地名醫，但都一直改善不大。也曾經也給孩子吃起司（乳酪）和益生菌一段時間，有吃的時候就有順利排便，但不吃又打回原形了。而且，好像還有愈來愈嚴重的傾向。所以，她聽朋友芳香療法能夠改善這種情況，所以讓兒子來嘗試看看。

我們先來分析一下便祕的原因，一般便祕原因分為熱祕、冷祕、氣祕。按照中醫來講，熱祕我們使用寒性藥物治療，相反地冷祕我們就用熱性藥物治療，而氣祕則是因氣不足而導致病人無法順利將大便推出來。在臨床上還有一些是從小就排便困難的人，有可能是由於腸道裡腸道的蠕動神經功能不正常，

使得接收便意遲鈍。小藍的情況從出生就開始，所以基本上不是熱祕和冷祕，應是腸道內神經傳導不良，治療這個症狀最好是每天定時使用精油配方來深度按摩肚子，之前學習解剖學的時候有聽我的教授説過，一個德國科學家做實驗，把狗關在黑屋子裡，每次餵食前先打開燈，然後餵吃的，時間久了後，科學家他們發現每次一打開燈，狗的胃部馬上分泌出消化胃液；我們這個定時按摩也是這種目的。而且，用在按摩裡的精油配方氣味也要保持一致，這樣效果也會最好。

改善便祕

這裡的精油配方：甜橙有調節腸道功能作用，還可以刺激肺氣下降，肺和大腸相表裡，肺氣下降了，大腸就會蠕動排便；甜茴香、芫荽籽、黑胡椒這三個搭在一起可以消除胃脹氣，刺激大腸蠕動、軟化，以及暢通大便。

坊間很喜歡吃的起司（乳酪），其實我不建議吃太多，因為起司大多要保存在冰箱裡，拿出來冰冰的就吃，吃多了其實對我們的呼吸系統很不好，而且這些益生菌對我們腸道裡的菌叢並沒有太多改善，有也只是短暫性，不能從根本上解決問題。

很多家長會給孩子喝蜂蜜水，覺得會對腸胃好，能改善腸道燥熱情況，幫助大便暢通，但是很多家長卻不知道喝蜂蜜水的水溫也有訣竅！熱水沖泡蜂蜜會燥，常溫微冷的水沖泡蜂蜜才會改善腸道燥熱。由於家長錯誤認知，導致孩子的便祕越來越嚴重。另外，我們還可以煮麥冬地黃粥或決明子茶來改善便祕問題。

Good idea 　**芳療師有辦法**
改善便祕配方

材料
★ 甜杏仁油 20ml
精油配方：
★ 甜橙 6 滴
★ 芫荽籽 2 滴
★ 甜茴香 2 滴
★ 黑胡椒 2 滴

使用方法
在腹部順時針輕輕揉搓按摩，直至精油完全被吸收為止。配方可消除胃氣、刺激腸道蠕動，幫助排便。

製作方法：把精油配方依序加入到甜杏仁油裡，攪拌均勻即可。

便祕 ❷

　　楊小朋友今年一歲半，是個女孩，也是從小睡眠就不會很深沉，很容易醒過來，而且脾胃不是很好，吃得不多，三、四天才拉一次大便，排便不是很順暢，糞便較硬。而且，孩子經常腹脹，也經常肚子痛，比其他小朋友發燒次數多；孩子現在可以吃一些軟一點的米飯，輔食有米糊，睡覺前添加一次奶。

調理腸胃

　　這次來的目的是上週才發燒完，昨天又發燒，昨天晚上根本沒睡覺。這個症狀比較明顯，就是中醫説的脾胃不和、消化不良引起的睡眠不安，所以處方裡主要以促進消化、消脹氣、調整脾胃；但是現在要先處理發燒問題，再來慢慢來調整脾胃問題。發燒問題是脾胃弱，消化不良引起的積食引起發燒。

　　所以，用萊姆、歐薄荷、甜橙、甜茴香、黑胡椒加到基底油裡按摩腹部，刺激消化液分泌，促進腸道蠕動。這個配方（如配方❶）能做到讓肺氣降逆到大腸，幫助消化系統運轉，調整大腸蠕動，配方裡的甜橙和甜茴香可以有效打通上焦的氣道，引流到大腸，達到消除脹氣的功能；在處理便祕問題上，有的

孩子是氣不足所以會拉不盡，拉得不順暢，配方就以補氣為主，配合促進消化及腸道蠕動的目的。補氣精油有印度檀香、雪松、歐白芷等，而有的人是冷祕，就要加強溫中促消化的精油，例如：豆蔻、黑胡椒、生薑等（如配方❷）；若是熱祕，就加入寒涼的精油，例如：歐薄荷、芫荽籽、留蘭香（綠薄荷）等（如配方❸）。每一個案例都需要諮詢並對症下配方。

　　配方好油後抹在小腹部，輕輕打圈，揉按；給孩子按摩要注意的是力氣輕，手要貼，力要沉。這樣子孩子才會舒服、不抗拒；按摩約二十分鐘後，孩子就拉了一堆大便，燒就慢慢降下來了，之後，我配方了健脾促消化的精油，提升腸胃消化及吸收功能，孩子使用三個月後，楊媽媽説，便便正常了，發燒少了，而且晚上睡覺不再翻來覆去睡不好。

　　一般這個年紀的寶寶我很少會使用歐薄荷精油，但是這個客戶因為脾胃虛弱，導致腸胃道的運化不力，食物積累化火引至發燒，這種緊急情況我才給孩子用歐薄荷，主要是消化積食作用，然後配方特別使用甜茴香和甜橙，主要順

氣降逆，把肺氣導入大腸，氣下來了，腸道自然就通了，甜橙是從柑橘皮壓榨出來的精油，除了有調理腸道功能，還有補脾氣效果。

　　每天交替給寶寶按摩，主要調節脾胃功能，提升消化功能，調順脾胃運化能力，配方裡的薑和豆蔻主都具有溫中散寒作用，因為這個寶寶脾胃較弱，量不能太多，多了怕引起虛火，廣藿香和甜橙搭配是很好調和脾胃功能的組合。

芳療師有辦法
調理腸胃配方❶

材料
★ 向日葵油 20㎖

精油配方：
★ 萊姆 5 滴
★ 甜橙 5 滴
★ 甜茴香 2 滴
★ 黑胡椒 1 滴
★ 歐薄荷 3 滴

使用方法
順時針輕輕揉搓腹部按摩，直到精油完全被吸收為止。力氣輕，手要貼，力要沉。

製作方法：把**精油配方**依序加入到向日葵油裡，攪拌均勻即可。

芳療師有辦法
調理腸胃配方❷

材料
★ 向日葵油 20㎖

精油配方：
★ 萊姆 2 滴
★ 甜橙 5 滴
★ 甜茴香 1 滴
★ 廣藿香 2 滴
★ 豆蔻 2 滴

使用方法
順時針輕輕揉搓腹部按摩，直到精油完全被吸收為止。力氣輕，手要貼，力要沉。

製作方法：把**精油配方**依序加入到向日葵油裡，攪拌均勻即可。

芳療師有辦法
調理腸胃配方❸

材料
★ 向日葵油 20㎖

精油配方：
★ 萊姆 3 滴
★ 甜橙 3 滴
★ 甜茴香 2 滴
★ 廣藿香 2 滴
★ 留蘭香 1 滴
★ 生薑 1 滴

使用方法
順時針輕輕揉搓腹部按摩，直到精油完全被吸收為止。力氣輕，手要貼，力要沉。

製作方法：把**精油配方**依序加入到向日葵油裡，攪拌均勻即可。

★ 請看【便祕】的麥冬地黃粥、決明子茶　第 220 頁

脹氣

案例

小胡今年 13 歲,從小腸胃不好,吃得也不多,不能吃生冷的食物,經常拉肚子;一直很瘦小,長得一副營養不良的樣子。從小學三到四年級開始,半夜胃裡有燒灼感,很難受,每天都睡不好,醒過來後就睡不著了,所以一直掛著大大的黑眼圈。晚上睡不好,白天上課也沒有精神。她使用我調配的精油腸胃膏兩個星期後,頭幾天飯後就不會脹氣了,然後使用一週後效果更明顯,吃東西時胃口好很多,最驚喜的是夜裡胃部不再有燒灼感,能夠一覺睡到天亮了。

調理腸胃

考慮到小胡從小腸胃比較敏感、比較差,也很溼寒,所以配方要從健脾祛溼入手,因此我給小胡配了甜橙、羅馬洋甘菊、廣藿香、薑、黑胡椒精油,做成膏狀,讓她每天早晚挖黃豆大小揉肚,配方裡的甜橙和羅馬洋甘菊能夠調整腸胃功能,同時也可安撫腸道神經,而薑、廣藿香、黑胡椒能健脾祛溼,驅寒溫補脾胃;基底油裡 50% 是小麥胚芽油,小麥胚芽油是以小麥胚芽為原料冷壓萃取出的基底油;在我處理的大部分養腸胃的案例,配方中都會加入小麥胚芽油,我們中醫上有「五穀養脾胃」這一說法。小胡平日胃不和則臥不安,腸胃問題解決了,睡眠也自然就好了。

廣藿香精油可以刺激腸道分泌消化液,搭配甜橙能夠有效調節腸胃功能,羅馬洋甘菊針對腸道裡神經系統起到放鬆作用,黑胡椒和薑有溫中散寒的作用。

Good idea　芳療師有辦法
腸胃膏配方

材料
★ 原蜂蠟 20g
★ 蘆薈脂 5g

基底油:
★ 向日葵油 40㎖
★ 小麥胚芽油 30㎖

精油配方:
★ 甜橙 20 滴　　　★ 生薑 20 滴
★ 羅馬洋甘菊 20 滴　★ 黑胡椒 20 滴
★ 廣藿香 20 滴

使用方法
每次沾取黃豆大小的精油膏,在手掌搓溶後抹在腹部,順時針揉搓按摩至精油膏完全被吸收即可。

製作方法:原蜂蠟、蘆薈脂,加入到**基底油**裡,隔水加熱到原蜂蠟融化後,把**精油配方**依序加入玻璃量杯裡攪拌均勻,在倒入乾淨玻璃瓶冷卻,成膏狀即可。

★ 請看【消脹氣】的山楂花茶　第 219 頁

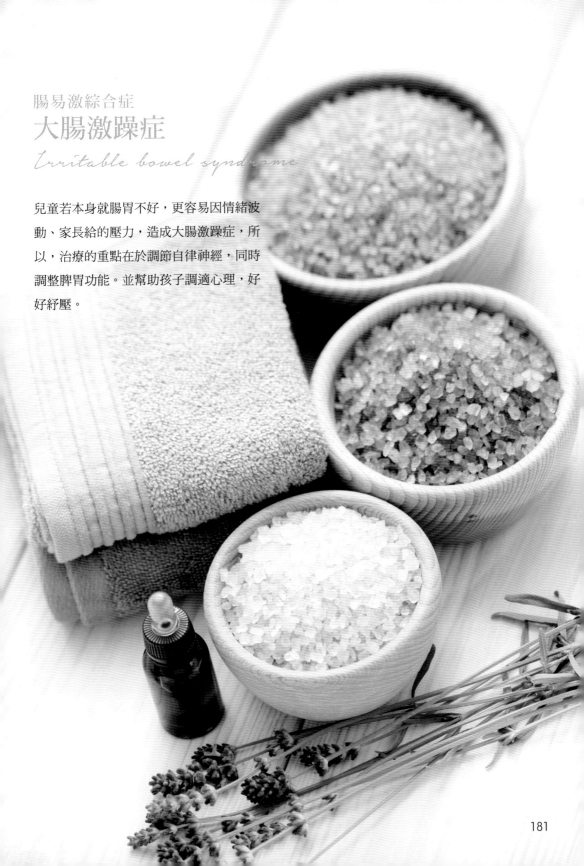

腸易激綜合症
大腸激躁症
Irritable bowel syndrome

兒童若本身就腸胃不好，更容易因情緒波
動、家長給的壓力，造成大腸激躁症，所
以，治療的重點在於調節自律神經，同時
調整脾胃功能。並幫助孩子調適心理，好
好紓壓。

大腸激躁症

我們身體裡面每一個系統都相互關聯，例如內分泌系統和神經系統關係很密切，還有腸胃系統和神經系統也關係很緊密，我有很多客戶每次有大事情或什麼煩惱要解決就會胃疼、便祕或拉肚子，這些我們叫「過敏性腸胃（應激性腸胃）」。大人、小朋友都會犯這毛病，每次測驗或考試就發作，平常還是正常吃喝拉撒睡！

期末考前就很多人來找我看病了，他們睡不好，吃不下，還拉肚子。何小姐的女兒才 11 歲，五年級，從小脾胃就不太好，胃口不錯，就是經常拉肚子，臉色青黃白，人也長得瘦瘦弱弱的，11 歲 126 公分高才 22 公斤（48 磅）；從進入小學開始，每次考試前都會拉肚子，嚴重時還上吐下瀉。這次考試三天前就開始胃痙攣，然後一天拉兩次。她媽媽只能帶她來找我做治療。

這些症狀，有時候跟家長也有很大關係，現在的怪獸家長太多了，孩子一天二十四小時，除了睡覺的八個小時，吃飯三個小時，剩下的十三個小時塞滿各種課程，這樣就算了，還要求孩子各項都要拿第一。家長無形中給孩子很大的壓力，導致孩子自我要求也很高。只

要沒有第一名就很不開心；腸胃受神經系統影響很大，長期壓力會使得腸胃功能紊亂。脾胃是後天之本，所謂三軍未動糧草先行，脾胃是供應營養的，脾胃不好時免疫系統就是第一個受害者。

這個案例的第一步要調整腸胃、止瀉，同時使用放鬆神經系統的精油加在身體乳裡全身按摩，也可以把羅馬洋甘菊和快樂鼠尾草各一滴，抹在胸口上。這案例單純使用放鬆情緒的配方是不行的，這些自我要求很高的孩子，你要讓她提升記憶力、提高學習的效果，外加上放鬆的配方。當她很輕鬆達到她想要的成績了，她才能真正放鬆，這裡可以用到提升記憶的鐵三角：樟腦迷迭香、甜羅勒、檸檬。

促進記憶

迷迭香的品種有很多，當中樟腦迷迭香對於提升記憶最好，把樟腦迷迭香 2 至 3 滴滴在書本上，看書時候隱隱約約聞得到，這樣可以增加情景記憶；而甜羅勒對於一些抽象的東西最好，它能把抽象的知識分門別類的在腦袋中歸檔，檸檬可以在腦汁乾竭，看書看得腦袋都疼痛時，在四周薰香，腦袋會有瞬間清醒的效果。

調理腸胃

調整腸胃的精油我們可以用到廣藿香、甜橙、蒸餾薑，基底油要用到聖約翰草浸泡油，因為神經緊張引起的腸胃問題 90% 會引起腸道平滑肌痙攣的問題，神經緊張導致大腦異常放電衝擊腸道平滑肌收縮，腸道痙攣的痙攣立馬引起便意，這個配方裡的甜橙除了對脾胃有雙向調節的作用外，一方面可以刺激食欲，另一方面有收澀可以很好的止腹瀉；它還可以作用在神經系統，安撫緊張的神經，所以在這個配方中甜橙是君藥。這個配方在平日可以添加黑胡椒、肉桂皮精油等規律的按摩肚子，以中醫的角度來說，對於脾胃的滋養非常好。

放鬆神經系統

在處理這些因為神經系統引起的腸胃問題重點在放鬆神經，而不是直接去處理她的拉肚子及嘔吐問題上。快樂鼠尾草、羅馬洋甘菊、真正薰衣草這些含有酯類的精油都可以用上，這裡要數羅馬洋甘菊最好，它含有一中長鏈酯，特別是它氣味很溫和，淡淡的有青蘋果的尾調，可以用於失眠和消化系統都很好；另外真正薰衣草整個精油的化學成分比例很平均，這樣的精油對於神經系統的平衡都會有作用，人體的每一個系統或免疫力講究的是平衡，不要過高了，也不能太低。神經系統的配方我基本上配方比例都非常低，在 1 至 2% 之間。

Good idea　**芳療師有辦法**
促進記憶配方

材料

精油配方：
★ 甜羅勒 2 滴
★ 檸檬 2 滴
★ 樟腦迷迭香 2 滴

使用方法
睡覺時薰香。

製作方法：**精油配方**依序加入薰香機。

Good idea　**芳療師有辦法**
調理腸胃配方

材料

基底油：
★ 聖約翰草油 5㎖
★ 向日葵油 5㎖

精油配方：
★ 廣藿香 3 滴
★ 甜橙 6 滴
★ 生薑 3 滴（蒸餾萃取）
▲市面上蒸餾萃取的薑精油，也有冷壓萃取的薑精油。

使用方法
逆時針輕輕揉搓腹部按摩，直至精油完全被吸收為止。

製作方法：把**精油配方**依序加入到**基底油**裡，攪拌均勻即可。

Good idea 芳療師有辦法
放鬆神經系統──按摩配方❶

材料

★ 無香乳液 20㎖

精油配方：

★ 快樂鼠尾草 1 滴
★ 羅馬洋甘菊 1 滴
★ 真正薰衣草 2 滴

使用方法

直接塗抹全身並按摩身體。

製作方法：把**精油配方**依序加入到無香乳液裡，攪拌均勻即可。

Good idea 芳療師有辦法
放鬆神經系統──泡澡配方❷

材料

★ 全脂牛奶 100㎖

精油配方：

★ 快樂鼠尾草 2 滴
★ 羅馬洋甘菊 2 滴
★ 真正薰衣草 2 滴

使用方法

倒入 35 至 42 度的溫熱水裡泡澡，泡澡時不超過心臟位置。

製作方法：把**精油配方**依序加入到全脂牛奶裡，攪拌均勻即可。

Good idea 芳療師有辦法
放鬆神經系統配方❸

材料

★ 快樂鼠尾草 1 滴（或羅馬洋甘菊 1 滴或真正薰衣草 1 滴）

使用方法

將一滴精油滴在手掌心，再塗抹於胸口。

Good idea 芳療師有辦法
放鬆神經系統配方❹

材料

精油配方：

★ 快樂鼠尾草 2 滴
★ 羅馬洋甘菊 2 滴
★ 真正薰衣草 2 滴

使用方法

睡覺時薰香。

製作方法：**精油配方**依序加入薰香機。

對於腹瀉

我們可以經常吃燉蘋果，蘋果燉熟後，它的果膠也有很強的收澀作用。前面說過，脾胃為後天之本，平常必須要照顧好脾胃，早餐可以多吃小米、山藥、芡實、蓮子、百合這些煲成的粥，百合是百合科植物，是常用補陰虛的食材，具有清心安神，滋補營養，促進睡眠的功效，它還對神經緊張及神經衰弱，睡眠多夢也有治療作用。

中耳炎
Otitis media

小朋友是個好發中耳炎的族群，3歲以前幾乎有80%的兒童得過中耳炎。中耳炎可以區分為急性中耳炎、積液中耳炎和慢性中耳炎；由於小朋友的生長和發育期間，耳咽管較為水平、很短又寬，很多器官也沒有完善的成熟，所以很容易在感冒或其他上呼吸道感染就會導致中耳炎。

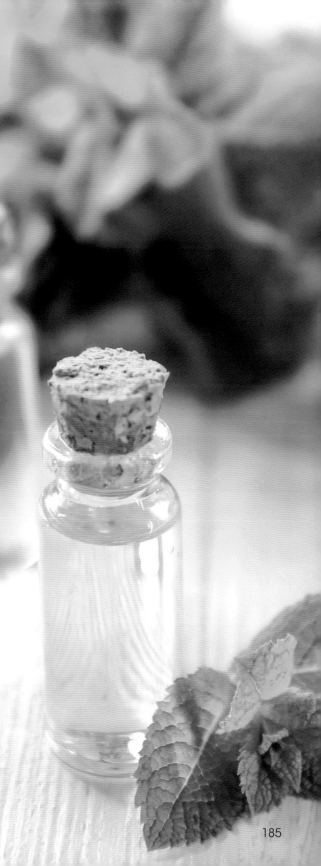

不斷復發的中耳炎

案例

葉小姐的寶貝 Katherine 今年 9 歲，讀四年級；經常發生中耳炎，這次還是右邊耳朵的中耳炎，引起發燒、頭疼、咽喉炎；Katherine 説：「感覺右半邊臉的骨頭都很痛。」她高燒了兩天，最高燒到 39.6 度，看醫生吃了藥，稍稍有舒緩，但還是很難受，吞口水也痛，感覺頭很脹，耳朵痛到根本就吃不下飯，也睡不好。

據葉小姐説，Katherine 的中耳炎從很小的時候就開始有了，懷疑是因為洗澡或游泳時耳朵進水。之後右邊耳朵差不多每一、兩個月就發炎一次，比較嚴重的時候會引發高燒，一直看醫生，只是能在每次復發時壓抑一下；看著女兒每次這麼痛苦，葉小姐很內疚。

中耳炎顧名思義就是中耳發炎，因為人體的神經線遍布全身，中耳炎的炎症會隨著神經線及其他的腺體跑到喉嚨的腺體，因此也會有機會引發其他比較弱的腺體發生炎症；除了發炎的地方會很痛，也會導致發高燒。其實中耳炎絕大部分是由於細菌感染而來，一般耳膜沒有穿孔、破裂的情況下，耳朵進水最多也只是外耳發炎而不會中耳發炎；根據症狀及發作時間長短，中耳炎可以區

分為急性中耳炎、積液中耳炎和慢性中耳炎；由於小朋友的生長和發育期間，耳咽管較為水平，很短又比較寬，很多器官發展也尚未成熟，所以很容易因感冒或其他上呼吸道感染而導致中耳炎，中耳炎我們要及時處理好，如果拖成慢性中耳炎就會容易影響聽力。

沒藥酊劑

芳香療法處理中耳炎主要方法是消炎及修復耳道表面細胞組織，只有耳朵表皮細胞膜被修護了才能完全根絕中耳炎的復發。而且，因為耳道的特殊結構，我們不能使用基底油作為基底，因為基底油相對比較油膩，如果塗抹在耳道裡會變成細菌的溫床。我們要用沒藥的酊劑作為基底，加入紅沒藥、德國洋甘菊、有機茶樹、沉香醇百里香、藍艾菊和藍絲柏精油。

我們把所有的精油添加到沒藥酊劑裡，每天搖晃幾次，讓酊劑裡剩餘酒精把精油融合在一起，整個配方精油分子重新排列，大概需要一個星期時間，這個中耳炎的酊劑就可以使用了，很多的患者反應，基本上一天的時間耳朵的疼痛就舒緩了不少；芳香療法在中耳炎的

治療上和其他的治療一樣，一邊治療一邊修復及鞏固這處地方或這個系統的抵抗力，所以使用芳香療法最大的作用是提升整個人的免疫力。

　　沒藥酊劑是用紅沒藥的藥材浸泡在伏特加酒裡，利用酒精的分解特性萃取出沒藥的藥用價值，一般需要浸泡三到六個月時間，這個酊劑就成熟了，整個酊劑是飽滿的；沒藥酊劑並不是浸泡時間愈長愈好的，因為酒精原來是比較刺激，而且它帶有揮發的特性，在萃取出沒藥的藥性後，乙醇慢慢的揮發掉，三到六個月就很變成很溫和且具有治療性的沒藥酊劑；如果這個沒藥酊劑存放時間超過了九個月到一年時間，那麼它的藥用價值就慢慢減小，只能說沒藥酊劑的乙醇揮發到剛好那個點上是最好的。

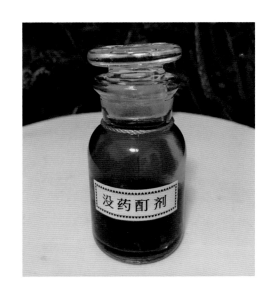

芳療師有辦法
Good idea
沒藥酊劑配方❶

材料
★ 完全乾燥透明密封罐 1 個
★ 深色密封罐 1 個
★ 紅沒藥樹脂 50g
★ 濃度 40％以上的高粱酒
　 或伏特加酒 200㎖

使用方法
用來作為精油的基底材料，浸泡三個月後，過濾出酊劑備用。

製作方法：將紅沒藥樹脂、酒加入透明密封罐裡，浸泡三個月，每個月至少搖晃一次，促進紅沒藥的有效成分融合在酒裡。熟成後用紗布過濾紅沒藥，並將過濾完成的沒藥酊劑裝入深色密封罐內，放置於陰涼處，保存最多二至三年。

中耳炎配方

這裡六個精油裡其中三個都是藍色的，主要是天藍烴除了有鎮定、抗敏、消紅腫的作用，它還能收乾黏液。特別是藍絲柏，它在中耳炎及鼻炎，這些耳鼻咽喉科的炎症治療上功效特別好，它含有的絲柏酮及絲柏醇用於化解炎症，安撫杯狀細胞分泌黏液及化膿作用，還有很好的收斂效果；而紅沒藥產於中東沙礫地區，屬於橄欖科，是從乾裂的樹幹上分泌出來的樹脂，它顏色偏棕紅色，質地黏稠，比平常的沒藥含有更加多的 α- 沒藥醇，α- 沒藥醇是在安撫組織胺抗發炎、抗敏感上面作用非常大，它屬於分子大的精油，往往這一類的精油它強大的功能是慢慢才發揮出來的，既能抗過敏及發炎，後期還作為強化穩定皮膚細胞作用，使皮膚細胞抵抗力堅固，而且它的細胞再生能力也是不可以忽視的，所以幾乎會出現在我大部分的皮膚敏感及傷口性配方裡，工作上我是非常嚴謹及追求完美的，對於精油品質我更加執著，當我遇上紅沒藥後，我就把它代替了普通沒藥，幾乎沒有在使用普通沒藥。

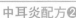

Good idea　芳療師有辦法
中耳炎配方❷

材料
★ 沒藥酊劑 20㎖
精油配方：
★ 紅沒藥 5 滴
★ 德國洋甘菊 3 滴
★ 有機茶樹 2 滴
★ 沉香醇百里香 3 滴
★ 藍艾菊 2 滴
★ 藍絲柏 5 滴

使用方法
棉花棒沾滿這個中耳炎配方酊劑，均勻塗抹在耳道裡面，每天抹三至五次。

製作方法：把**精油配方**依序加入到沒藥酊劑裡，每天搖晃幾次，讓精油被沒藥酊劑充分混合。大約一個星期後即可使用。

以下耳道發炎該注意事項：

棉花棒伸進耳道時，要非常小心；不能強行伸進去，儘量接近耳道發炎的地方，萬一就算沒有到達發炎的地方也沒關係，因為精油依附在皮膚表面，其實它會很快隨著皮膚油脂潛進微細血管裡，就進去了，效果也就出來了。

睡眠問題
Sleep problem

胃不合則臥不安，寶寶吃太多或太油膩
造成脹氣或消化不良，半夜就容易驚
醒、哭鬧；或是吃了含咖啡因的食物，
造成交感神經興奮，也會睡不好。年紀
越小的孩子需要的睡眠時間越長，睡眠
對大腦發育影響很大，睡眠品質不好也
影響孩子的免疫力。

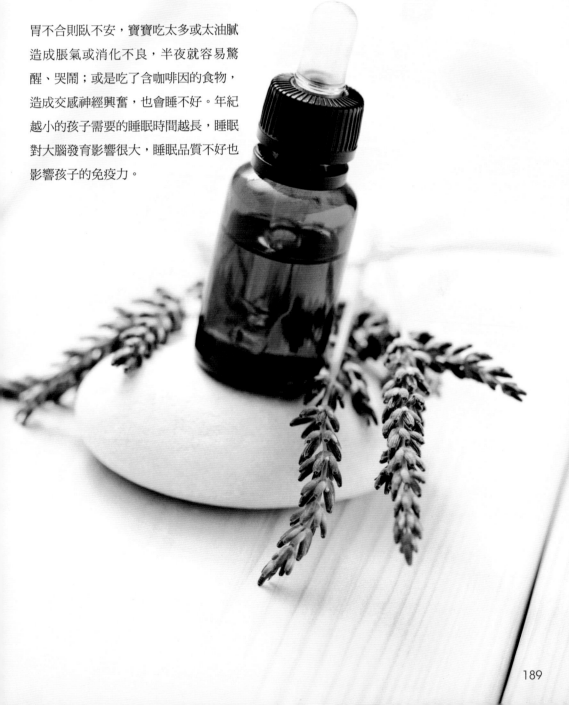

夜哭

案例

一個曾經找我處理長期溼疹的客戶，說他 3 歲女兒有睡眠問題，孩子從出生開始，每天半夜兩點多準時醒過來夜哭，有時候還會大鬧大叫。另外，孩子每天晚上九點多開始聽音樂，大概要半小時到一小時才能睡著。先不說這情況對父母造成的困擾，我們都知道睡眠對年紀愈小的孩子愈重要，年紀愈小需要的睡眠時間愈長，睡眠對孩子大腦發育期有最關鍵的作用，另外睡眠質素不好也影響孩子的免疫功能。

因為很早就和這個客戶成為朋友，知道他這個孩子到 3 歲多還有夜奶的習慣，晚上九點多吃一次，到夜裡大概二點多至三點左右也會再吃一次。客人在潮汕地區，屬於沿海地區，天氣跟我們香港差不多，因為奶粉相對母乳會甜膩，這樣很容易使得腸鬱滯生熱。香港的媽媽會看情況給孩子喝開奶茶，主要為化解奶粉的熱，這個孩子是沒有喝開奶茶的習慣。另外一般孩子夜哭我們會考慮到有沒有受到驚嚇，中醫上還有一個說法，胃不和臥不安，這個好像跟寶貝飲食習慣拉上關係了。

此外，每天啼哭時間都在夜裡二到三點鐘這個時間段，肝經藏熱也可以納入考慮範圍；但是，根據寶貝爸爸傳來的手掌和舌頭照片上看到脾胃沒有積熱的狀況，而且孩子是從出生就開始每夜固定時間啼哭，也不符合受到驚嚇的狀況，所以芳香配方主要以清肝、護肝、潛陽為主。

客戶讓女兒使用配方後，第一天女兒很快就入睡了，還打起呼來，當天晚上，寶貝沒有醒過來；第二天，女兒也很容易進入深層睡眠，但是這天在晚上兩點多有醒了一下，輕輕拍幾下就又睡著了。第三天，女兒非常喜歡這個乳液，開始主動要求抹完乳液才睡覺，客人還傳來可愛的女兒抱著乳液的照片，對效果很滿意。

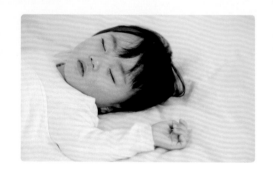

安睡身體乳

　　孩子年紀很小，皮膚的皮脂膜不接受過於油膩的油脂，所以考慮做成身體乳液，每天晚上給孩子全身塗抹上香香的滋潤乳液，輕柔按摩全身，我的經驗是沒有按摩完，孩子就能直接睡著了，這樣輕柔按摩還是最好的親子互動，可以一邊按摩一邊講故事，或者聊一下孩子一天的生活，也可以大家一起唱唱兒歌放鬆心情。

　　做安睡身體乳我們可以選擇羅馬洋甘菊純露搭配初榨（VIRGIN OIL）的荷荷芭油。另外，也可以用配方中的幾支精油調和成純複方精油，每天睡覺前滴 6 至 9 滴在薰香機裡薰香也能有效促進深層睡眠。

Good idea　芳療師有辦法
安睡身體乳配方

材料
★ 荷荷芭油 20ml
★ 羅馬洋甘菊純露 77ml
★ 卵磷脂天然乳化劑 3ml
精油配方：
★ 羅馬洋甘菊 2 滴
★ 真正薰衣草 14 滴
★ 印度橙花 2 滴
★ 玫瑰天竺葵 2 滴

使用方法
每天晚上睡前給孩子全身塗抹乳液，並輕柔按摩全身。

製作方法：荷荷芭油、羅馬洋甘菊純露、卵磷脂天然乳化劑放入到玻璃量杯裡，攪拌成為乳狀後，把**精油配方**依序加入到玻璃量杯裡，攪拌均勻即可。可裝入深色的按壓瓶中保存。

★ 請看【安睡】的酸棗仁粥　第 219 頁

活用楊桃
止咳化痰

Carambola

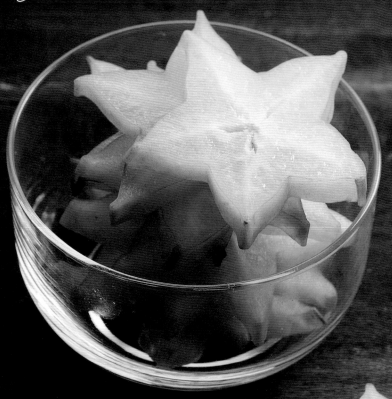

楊桃又稱五菱子、陽桃等，因為其橫切面呈
五角星，故此國外又稱星梨（Starfruit）。
楊桃中含有對人體有益的多種成分，糖分、
維生素 A、B、C，多種纖維等等。

楊桃藥用價值

楊桃的藥用價值很高，對口瘡、慢性頭痛有舒緩的作用，它含有纖維及酸素能紓解內臟積熱，清燥潤大腸，也是肺熱胃熱最適合的清熱水果。更重要是，楊桃還是醫治咽喉腫痛的能手。

楊桃的功效

《本草綱目》記載：楊桃果，主風熱、生津、止渴，中藥傳統使用下具有下氣和中：清熱止渴、生津消煩、利尿、解酒、助消化等功效，用於治療風熱咳嗽、咽喉疼痛、口腔炎、牙疼、小便不利、結石症等。

楊桃果含有大量揮發性成分，胡蘿蔔素化學物、糖類、有機酸及維生素A、B及C等，可以消除咽喉炎症及口腔潰瘍、防治風火牙疼。切片沾鹽吃，可以改善喉嚨疼痛和聲音沙啞；榨汁喝則能改善口腔潰瘍、口角炎。平時生吃，生津止渴、順氣潤肺、去風熱、利尿等功用。除了果實，楊桃葉亦具治病之效，能散熱毒、利小便，用於治療血熱搔癢、發熱頭痛、疥癬、水痘。

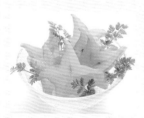

注意事項：楊桃因草酸含量高，不能空腹或大量食用，以免傷害腎臟。而洗腎的患者（也就是血液透析）無法排出草酸，應禁食楊桃。一般健康者進食楊桃沒問題！

左手香楊桃汁

材料：
★ 楊桃 2 個
★ 左手香葉 5 片

功效：
改善扁桃腺發炎，喉嚨腫痛。

作法：
楊桃洗乾淨切片，左手香葉洗乾淨，兩者一起榨汁。

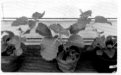

左手香葉

去疹楊桃湯

材料：
★ 楊桃 1kg
★ 鹽適量

功效：
如此雙管齊下，對於風疹、皮膚過敏、紅腫都頗有效，通常約二十分鐘就可消退。

作法：
楊桃洗淨切片，加水煮滾，之後轉小火煮二十分鐘，過濾留下汁液即可使用，塗擦在癢處；可以把楊桃洗淨切片後沾鹽吃，吃五片左右。

【古方祕技】

臺灣還有一個古方楊桃汁，用來止咳化痰的，正確來說是化痰功效大於止咳，我們來看看它的製作方法及應用。

①清洗乾淨，將楊桃切成五角星一片片，然後加入海鹽抓均勻後，曝晒一天。

②玻璃瓶底部放入陳皮粒，再放一層楊桃，上面覆蓋一層薑製的甘草、一層海鹽，然後重複這步驟，最後擰上玻璃瓶蓋子。

③三天後將自然滲出的楊桃汁倒出，煮沸後自然放涼後重新倒入玻璃瓶裡。

④楊桃汁放在陰涼地方存放四至六個月，喝的時候加入溫開水調勻飲用。這個鹹味的楊桃汁主要針對的是風熱痰咳，咽喉腫痛及小便熱澀者。

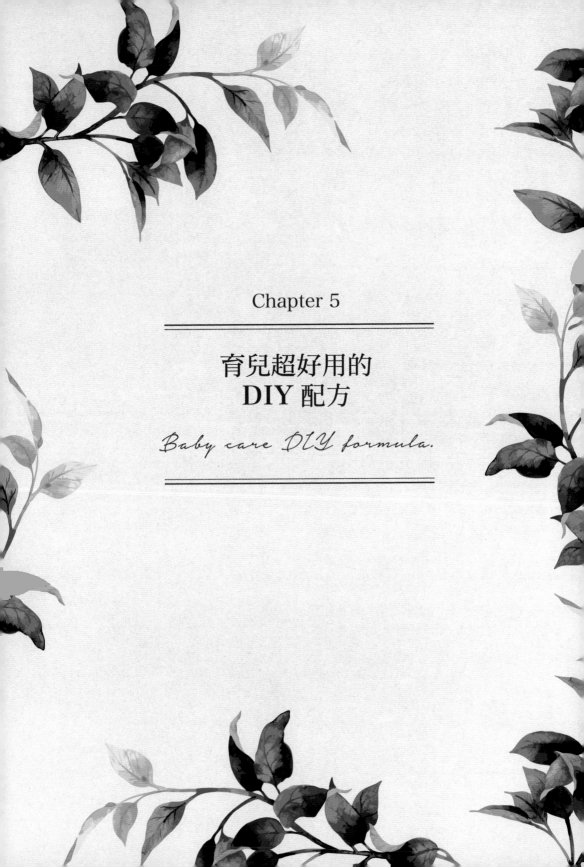

Chapter 5

育兒超好用的
DIY 配方

Baby care DIY formula.

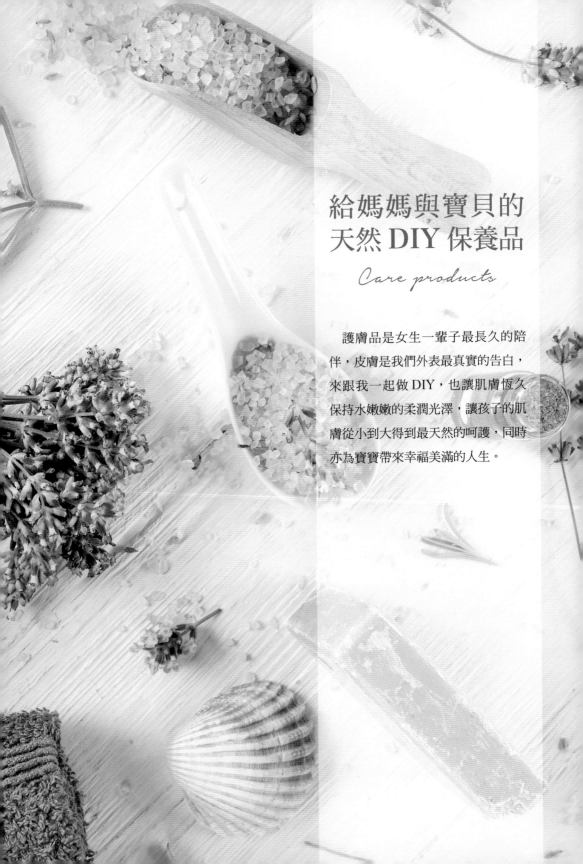

給媽媽與寶貝的
天然 DIY 保養品

Care products

　　護膚品是女生一輩子最長久的陪伴，皮膚是我們外表最真實的告白，來跟我一起做 DIY，也讓肌膚恆久保持水嫩嫩的柔潤光澤，讓孩子的肌膚從小到大得到最天然的呵護，同時亦為寶寶帶來幸福美滿的人生。

強效妊娠霜

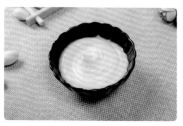

母愛從來都是偉大的，由懷孕那一刻開始，母親已帶著一份大無畏精神孕育腹中的寶寶。明知在懷孕期肚子和大腿都有可能出現不可避免的妊娠紋，但都願意無私付出。我向大家推荐預防妊娠紋的 DIY 乳霜配方，不含對媽媽和胎兒有害的物質，成分天然用得安心。

材料

A： 玫瑰果油 10㎖

冷壓瓊崖海棠油 6㎖

奧勒岡冷壓小白花籽油 9㎖

B： 薰衣草純露 30㎖

永久花純露 30㎖

橄欖乳化蠟 5g

C： 酵母細胞壁修護萃取液 4㎖

四胜肽 4㎖

鱘龍魚子抗皺精華液 1㎖

精油配方：

花梨木 8 滴

永久花 8 滴

穗花薰衣草 10 滴

工具

100㎖ 按壓瓶 1 個

攪拌棒

250㎖ 玻璃量杯 2 個

Tip：工具洗淨後，用奶瓶消毒鍋烘乾。

Action
強效妊娠霜功效

以上三款的精油搭配含有極效療癒的特性，促進疤痕修復。對於較為嚴重的皮膚問題，例如燒傷後、手術後傷口癒合十分有效，適合預防甚至消除妊娠紋；精油配方主要為促進皮膚細胞的再生，使用後皮膚宛如新生，純天然材料，無添加防腐劑。

▲注意：瓊崖海棠油十分營養，如果比例過高會造成手術傷口長小肉芽。

How to Make
強效妊娠霜作法

❶ 玫瑰果油、冷壓瓊崖海棠油、奧勒岡小白花籽油，放入 A 量杯裡。

❷ 薰衣草純露和永久花純露，還有橄欖乳化蠟，放入 B 量杯裡。

❸ A 與 B 量杯一起放入平底鍋裡隔水加熱。

❹ 攪拌 B 量杯，等 B 量杯乳化蠟完全溶解後，兩個量杯拿出來，把 B 量杯倒入 A 量杯攪拌成乳狀。

❺ 加入 C 材料攪拌均勻。

❻ 加入精油配方攪拌均勻，即可倒入按壓瓶使用。

▲保存期限：三個月內使用完。

孕婦潤紅唇蜜

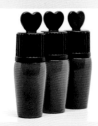

材料

九製紫草油 50㎖

原蜂蠟 2.5g

乳木果脂 2.5g

維生素 E 3 滴

精油配方：

甜橙精油

紅橘精油

精油 8 至 10 滴

工具

100㎖ 玻璃量杯 1 個

10㎖ 唇蜜空管 5 支

請看「九製紫草油」第 151 頁

孕媽咪若不想塗有色唇膏，但又想唇色有健康神彩，可以加入天然的紫草油作為護唇膏的基底，會帶有淡淡微紅的天然光澤，同時亦保持滋潤度，綻放健康光采。

Action

潤紅唇蜜功效

加入不同精油會有不同效果。

建議選用麥蘆卡蜂蜜萃取的蜂蠟。天然原蜂蠟是蜜蜂體內分泌的脂性物質，亦是製作護唇膏、乳霜、乳液的天然乳化劑。在手工皂裡加入原蜂蠟，能增加皂體的硬度，具有輕微的防腐抗菌效果，也能增加製成品的持久度。

乳木果脂是由非洲乳木果樹的果實萃取所提煉，具有幫助傷口癒合、抗氧化、舒緩、保溼、柔軟及再生的功能，容易吸收並有防晒效果。也是手工皂的高級材料，做出來的手工皂質地溫和、較軟；也可以用於製作唇膏和護膚品。

維生素 E 抗氧化、預防肌膚老化，也是天然的防腐劑。

▲溫馨提示：如果想唇膏硬點，可以增加原蜂蠟的比例；相反想柔軟點，就增加油脂（乳木果脂）比例。

How to Make

潤紅唇蜜作法

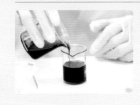

❶ 九製紫草油、原蜂蠟、乳木果脂、維生素 E 放入量杯，再放入平底鍋裡隔水加熱直到材料溶化。

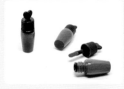

❷ 取出量杯，加入精油配方後，注入唇蜜空管，放在一旁（室溫），直到凝固即可。

▲保存期限：六個月。

香薰護脣膏

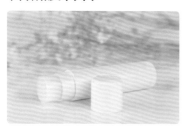

市面上的潤脣膏大多用石油副產品製作，長期使用對脣部肌膚未必好，而且脣部用的產品有機會被吃進體內。自家製作純天然材料的護脣膏，不單更滋潤，而且更安全，大人小孩都適合呢！

寶寶安睡乳液

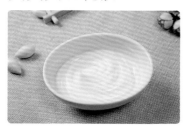

安睡乳液功效

寶寶安睡乳用的荷荷芭油性質溫和，富含維生素 E，並且含有組成表皮膜的成分，它的化學分子排列和人類的皮脂腺非常類似，所以其延展性及滲透性強，很容易被皮膚類化和吸收；其分子亦十分細膩，適合各種皮膚，尤其對於敏感、成熟及乾性缺水皮膚功效更顯著。

高地薰衣草精油和羅馬洋甘菊精油都能安撫神經系統，乳液能夠發揮安神、舒緩神經緊張的效果。它的香味可以使身體、心靈、精神保持均衡狀態，適合在洗澡後全身塗抹，輕輕按摩至完全吸收，讓寶寶很快進入深沉睡眠中。

材料

冷壓荷荷芭油 10㎖
原蜂蠟 4g
乳木果脂 2g
維生素 E 油 2 滴
精油配方：
甜橙精油 3 滴

工具

100㎖ 玻璃量杯 1 個
5g 脣膏空管 3 支

How to Make
香薰護脣膏作法

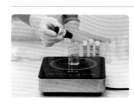

❶ 冷壓荷荷芭油、原蜂蠟、乳木果脂、維生素 E 油放入量杯裡加熱至溶化，然後加入精油配方。

❷ 把溶液注入脣膏空管，放在一旁（室溫）直至凝固即可。

▲ 保存期限：六個月。

材料

冷壓荷荷芭油 20㎖
薰衣草純露 77㎖
天然乳化劑粉 3g
精油配方：
高地薰衣草精油 5 滴
羅馬洋甘菊精油 2 滴

工具

100㎖ 按壓瓶 1 個
攪拌棒
250㎖ 量杯 1 個

Tip：工具洗淨後，用奶瓶消毒鍋烘乾。

How to Make
安睡乳液作法

❶ 把薰衣草純露倒入量杯裡，再加入冷壓荷荷芭油及天然乳化劑粉。

❷ 輕輕攪拌成乳狀。

❸ 加入精油配方後，攪拌均勻，即可倒入按壓瓶。

▲ 保存期限：二個月。

寶寶甜夢乳液

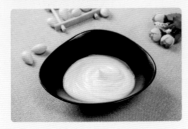

材料
冷壓山茶花油 20㎖
佛手柑純露 76㎖
天然乳化劑粉 4g

精油配方：
FCF 佛手柑精油 6 滴
波旁天竺葵精油 1 滴

工具
100㎖ 按壓瓶 1 個
攪拌棒
250㎖ 玻璃量杯 1 個

Tip：工具洗淨後，用奶
瓶消毒鍋烘乾。

Action
寶寶甜夢乳液功效

佛手柑含的乙酸沉香酯、芳樟醇比例高，它的
香氣帶有淡淡的花香調，可以大大提振喜悅
感，放鬆情緒，可搭配甜美花香調的波旁天竺
葵。波旁天竺葵來自留尼旺島，是一種多分子
精油，含有硫化物、氮化物，使得波旁天竺葵
精油氣味能推動體內氣場流動，幫助寶寶擁有
良好的身體氣場。

冷壓山茶花油含有豐富的油脂，具有極佳的親
膚性，能夠重組皮脂膜的結構，維持和補充皮
膚水分，能有效修復受損皮膚；而我常用的佛
手柑精油用都是 FCF（Furano Coumarin-
Free），不含呋喃香豆素，能減少光敏性的。
這個配方的香味是我小兒子最喜歡的，每次睡
前用過後他夢裡都笑出聲來，第二天心情也特
別好；而我用這個配方的香調，心情也很輕鬆
美妙；重要的一點，第二天無論工作多麼忙，
也不會累。

How to Make
寶寶甜夢乳液作法

❶ 先把佛手柑純露倒入量杯裡，再加入冷壓
山茶花油及天然乳化劑粉。

❷ 用棒子輕輕攪拌成乳狀。

❸ 加入精油配方後，攪拌均勻，即可倒入按
壓瓶。

▲ 保存期限：二個月。

尿布疹修護乳液

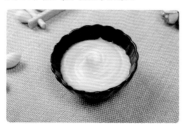

材料
金盞花萃取液 10㎖
抗敏精露 5㎖
天然乳化劑粉 3g
羅馬洋甘菊純露 57㎖

基底油：
玫瑰果油 20㎖
月見草油 5㎖

請看「抗敏精露」配方 1
第 171 頁

精油配方：
羅馬洋甘菊 10 滴
花梨木 5 滴
德國洋甘菊 5 滴
高地薰衣草 5 滴

工具
100㎖ 按壓瓶 1 個
攪拌棒
250㎖ 玻璃量杯 2 個

Tip：工具洗淨後，用奶瓶
消毒鍋烘乾。

Action
尿布疹修護乳液功效

當寶寶得到尿布疹時，每次換尿片看見寶寶屁屁上紅紅的，都會好心疼！預防勝於治療，所以要預防寶寶引起尿布疹，每次洗完屁股用毛巾擦乾，將修護乳塗抹在寶寶臀部，純天然材料，無添加防腐劑。用溫水加入一百毫升的羅馬洋甘菊純露來為他們洗屁股，用棉紗巾擦乾後，抹上尿布疹修護乳，預防發生尿布疹。

How to Make
尿布疹修護乳液作法

❶ 將羅馬洋甘菊純露、金盞花萃取液、抗敏精露及基底油、天然乳化劑粉放入量杯裡。

❷ 用棒子輕輕攪拌成乳狀。

❸ 加入精油配方後，攪拌均勻，即可倒入按壓瓶使用。

▲保存期限：三個月。

有機玉米爽身粉

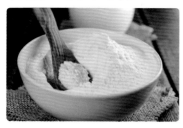

材料
有機玉米粉 200g
精油配方：
羅馬洋甘菊精油 20 滴
有機茶樹精油 10 滴
歐薄荷精油 10 滴

工具
塑膠袋 1 個
已消毒的盒子 1 個

Action
有機玉米爽身粉功效

嬰兒要換尿布時都會用上爽身粉，以保持皮膚乾爽舒服，避免嬰兒臀部出紅疹。舊式爽身粉含有的石棉屬致癌物質，而有些爽身粉為了令效果更好加入滑石粉，會為身體帶來負面影響。自己做的爽身粉添加有機茶樹精油，更具殺菌、清潔的效果。歐薄荷精油更提升抗真菌的效果。

How to Make
有機玉米爽身粉作法

❶ 有機玉米粉放入塑膠袋裝好，將精油配方依序加入玉米粉裡，謹記要分四次滴入，每次10 滴（理想是每次都有不同種類的精油）。

❷ 滴入後抓著塑膠袋口搖動，混合均勻後，即可倒入已消毒的盒子。

▲注意：還可以在玉米粉中加入天然紅泥或綠泥粉 50克，泥粉加入後玉米粉用量，將可以減少一半，做出來的爽身粉就變成粉紅色或綠色了。（保存期限：一年。）

保溼抗敏舒緩乳液

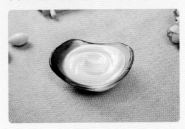

材料

A：金盞花浸泡油 10㎖
　　九製紫草油 9㎖
　　蘆薈脂 3g
B：印度檀香純露 65㎖
　　橄欖乳化蠟 3g
C：三胜肽 2㎖
　　洋甘菊萃取液 3㎖
　　抗敏精露 5㎖

精油配方：

德國洋甘菊 8 滴
紅沒藥 6 滴
檀香 6 滴

工具

100㎖ 按壓瓶 1 個
攪拌棒
250㎖ 玻璃量杯 2 個

Tip：工具洗淨後，用奶瓶
　　消毒鍋烘乾。

請看「九製紫草油」第 151 頁
請看「抗敏精露」配方 1
第 171 頁

Action

保溼抗敏舒緩乳液功效

長時間強效保溼，在肌膚表面形成保護膜，防止皮膚水分流失及改善搔癢敏感，以及因為空氣汙染造成的皮膚過敏現象，保溼乳液含有三胜肽、洋甘菊萃取液、抗敏精露，達到七十二小時高強度保溼鎖水。

How to Make

保溼抗敏舒緩乳液作法

❶ 金盞花浸泡油、九製紫草油、蘆薈脂放入 A 量杯裡攪拌均勻。
❷ 印度檀香純露、橄欖乳化蠟，放入 B 量杯裡攪拌均勻。
❸ A 與 B 量杯一起放入平底鍋裡隔水加熱，直到橄欖乳化蠟融化。
❹ 兩個量杯拿出來，B 量杯倒入 A 量杯，攪拌成乳狀。
❺ 加入 C 材料攪拌均勻。
❻ 加入精油配方後，攪拌均勻，即可倒入按壓瓶使用。

▲保存期限：六個月。

溫和沐浴乳

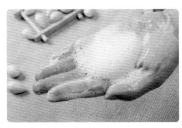

小寶寶的皮膚非常細嫩，所以洗澡和洗頭的潔膚品也應該要溫和不刺激，才可以貼合寶寶的需要。我個人感覺，材料越簡單越天然，使用步驟越簡單就最理想，讓寶寶和媽媽都可以好好享受沐浴時的親子時光。

材料

兩性離子界面活性劑 30ℓ

植物甘油 5ℓ

澳洲堅果脂 5g

羅馬洋甘菊純露 50ℓ

冷壓玫瑰果油 10ℓ

精油配方：

高地薰衣草精油 3 滴

甜橙精油 6 滴

工具

100ℓ 按壓瓶 1 個

攪拌棒

250ℓ 玻璃量杯 1 個

Tip：工具洗淨後，用奶瓶消毒鍋烘乾。

Action 溫和沐浴乳功效

羅馬洋甘菊純露是寶寶護理的第一選擇，配合兩性離子界面活性劑溫和不流淚、不刺激眼睛，泡泡綿細，洗頭和清潔身體都非常棒，溫和又乾淨。如果寶寶有尿布疹，也可以直接添加在洗澡水裡。植物甘油和澳洲堅果脂讓皮膚滋養不乾燥，添加甜橙和高地薰衣草精油提升寶寶睡眠品質，做個愛笑的乖寶寶。

How to Make 溫和沐浴乳作法

❶ 倒入羅馬洋甘菊純露到量杯裡，依序加入植物甘油、澳洲堅果脂，攪拌均勻。

❷ 加入兩性離子界面活性劑，放入平底鍋裡隔水加熱到大約 70 度，攪拌均勻後，會變稀。

❸ 加入冷壓玫瑰果油攪拌，放涼後沐浴乳就成形了；最後加入精油配方攪拌均勻，即可倒入按壓瓶使用。

▲保存期限：六個月。

香氛泡澡錠 &SPA 泡泡錠

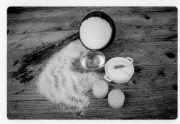

材料	工具
小蘇打 200g	小盆子
無水檸檬酸 100g	噴瓶
玉米粉 100g	小型模具
冷壓橄欖油 15g	保鮮膜
起泡粉 SLS 或 CI 或 SLG 40-80g （添加後會讓水面充滿泡沫）	
天然浴鹽或瀉鹽 40g	
食用色素水劑 適量	
薰衣草精油或香精 10ml	

孩子大一點就愛玩水，何不親手做一些天然安全泡澡錠，讓孩子可以好好享受泡澡的樂趣。如浴缸夠大的話，更可以來個親子浴，是增進母子感情的好方法呢！

Action
泡泡錠功效

將喜愛的精油滴在泡澡錠上，然後放入溫熱水中，可以發現隨著氣泡的冒出，精油也跟著蒸發出來，此時便可盡情享受泡澡的樂趣了。如有添加起泡粉，則將泡澡錠置於水龍頭下，讓水沖刷泡澡錠，會產生整缸的泡沫，來個親子泡泡浴也不錯喔！成分中的冷壓橄欖油能夠使孩子的肌膚滋潤，得到保濕效果。建議添加甜橙、薰衣草、羅馬洋甘菊、甜馬鬱蘭等精油，可幫助孩子入眠。

How to Make
泡泡錠作法

❶ 將小蘇打、無水檸檬酸、玉米粉及天然浴鹽放入盆中，然後仔細拌均勻。

❷ 食用色素水劑裝入噴瓶中，噴四到五次後拌均勻，重複動作直到呈現滿意顏色為止。

❸ 加入冷壓橄欖油及薰衣草精油後，攪拌均勻，最後加入起泡粉，拌勻即可。
▲注意：起泡粉其質地較輕容易鬆散。

❹ 將拌勻的材料分次裝進模具，並用力壓緊，特別是邊緣。
▲注意：不夠緊的話，脫模時容易碎裂。

❺ 壓好在模具中，放於室溫下一天。

❻ 將泡澡錠從模具中取出，繼續放置到完全乾燥，然後用保鮮膜包好備用。
▲保存期限：一年。

抗菌乾洗手液

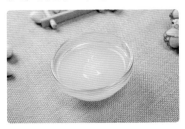

細菌無處不在，一個不留神自己或家人雙手接觸到細菌，但偏偏不是到處都可以找到洗手間清潔。即使有洗手地方，洗手用的洗手乳或香皂有細菌，怎樣洗也是徒然，我常建議自己準備抗菌乾洗手液，隨時隨地都可以清潔雙手。這款抗菌乾洗手液更可當護手霜使用，帶來抗菌、保溼之效。

材料

A： 簡易乳化劑 5g
（清爽、耐酸鹼型）

荷荷芭油 5g

有機茶樹精油 15 滴

B： 酒精（95％）75g

1% 玻尿酸原液 10g
（200 萬分子量以上）

黃金奈米銀抗菌劑 5g

工具

100mℓ 按壓瓶 1 個

攪拌棒

250mℓ 玻璃量杯 2 個

Tip：工具洗淨後，用奶瓶消毒鍋烘乾。

Action
抗菌乾洗手液功效

簡易乳化劑耐酸鹼、酒精，清爽不黏膩，荷荷芭油富有保溼力，容易滲透皮膚不油膩，95％酒精抗菌及殺菌，1% 玻尿酸原液能強效保溼，黃金奈米銀抗菌劑經 FDA 認證無機抗菌劑，能抗菌、殺菌及修護。

How to Make
抗菌乾洗手液作法

❶ 簡易乳化劑、荷荷芭油、有機茶樹精油放入 A 量杯裡攪拌均勻。

❷ 95％酒精、1% 玻尿酸原液、黃金奈米銀抗菌劑，放入 B 量杯裡攪拌均勻。

❸ 將 B 量杯加入 A 量杯中攪拌均勻，每次分次慢慢加入量杯裡直到全部添加完畢。

▲注意：謹記分次添加，攪拌均勻再添加、再次攪勻。
（保存期限：一年。）

安全防蚊噴霧

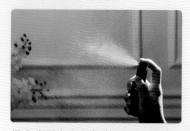

很多小朋友容易招惹蚊子，被咬一口腫很大一塊，孩子忍不住用小手抓患處，萬一染了細菌，可就麻煩了！為了防蚊，家長費盡心思，雖然坊間很多驅蚊水都說效果理想，但聽過不少當中都含有對人體（尤其小孩）的有害物質，效果再好都令人卻步。我自己就做精油防蚊液，簡單又安全。很多款精油都有良好的驅蚊作用，這次就挑選幾款連小孩都十分喜歡的香氣吧！只要出外前噴在衣褲上，平時家裡角落每天早晚各噴一次，也可在居家環境噴灑防蚊蟲咬傷。

材料

| 75% 酒精 30㎖ |
| 純水 60㎖（坊間的瓶裝蒸餾水） |

精油配方：

| 檸檬香茅精油 4㎖ |
| 香茅精油 2㎖ |
| 茶樹精油 1㎖ |
| 藍膠尤加利精油 2㎖ |
| 檸檬尤加利精油 1㎖ |

工具

| 100㎖ 玻璃噴瓶 1 個 |
| 攪拌棒 |
| 250㎖ 玻璃量杯 1 個 |

Tip：工具洗淨後，用奶瓶消毒鍋烘乾。

How to Make

安全防蚊噴霧作法

❶ 在量杯裡倒入酒精。
❷ 然後加入**精油配方**，攪拌均勻後。
❸ 倒入裝有純水的玻璃噴瓶。

▲保存期限：一年。

消腫止癢乳液

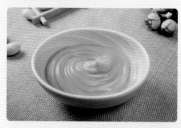

可能是我每天都有用精油的原因吧！每次和朋友去郊遊，朋友被蚊子咬得發脾氣了，但蚊子從來就是對我沒興趣。

萬一真的不小心被蚊子叮到，即時舒緩能大大減低過敏反應，孩子也不會因癢而大發脾氣。我教大家做一個舒緩蚊子叮咬的乳液，隨時備在身上，一旦不幸被蚊子叮到，馬上塗抹在患處上可舒緩敏感、降低紅腫及止癢作用。

材料

| 抗敏止癢精華露 20㎖ |
| 天然乳化劑粉 3g |
| 羅馬洋甘菊純露 57㎖ |

基底油：

| 玫瑰果油 10㎖ |
| 甜杏仁油 10㎖ |

精油配方：

德國洋甘菊 1㎖	高地薰衣草 5 滴
羅馬洋甘菊 5 滴	歐薄荷 10 滴
紅沒藥 1㎖	

請看「抗敏止癢精華露」配方 2　第 149 頁

工具

| 100㎖ 按壓瓶 1 個 |
| 攪拌棒 |
| 250㎖ 量杯 1 個 |

Tip：工具洗淨後，用奶瓶消毒鍋烘乾。

How to Make

消腫止癢乳液作法

❶ 羅馬洋甘菊純露、抗敏止癢精華露、基底油、天然乳化劑粉放入量杯裡攪拌成乳狀。
❷ 加入**精油配方**後，攪拌均勻。

▲保存期限：六個月。

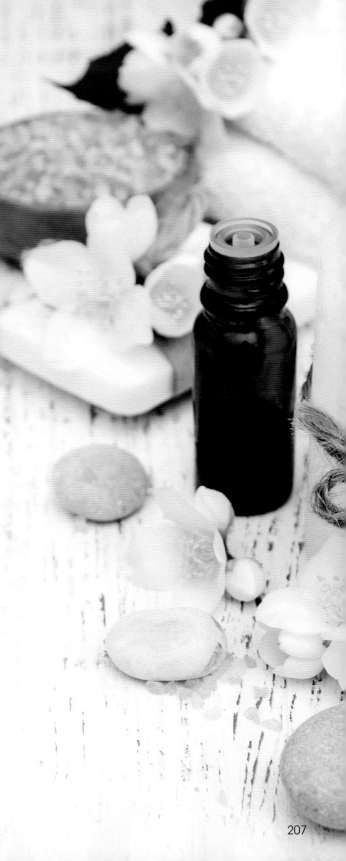

調經助懷孕
芳療有辦法

Pregnancy

　　很多人把精油視為懷孕的洪水猛獸。無可否認，部分精油會有催經作用，引導女性腦下垂體規律月經週期，但同時也能養護子宮環境，為懷孕做好準備。其實精油是透過活化內分泌系統達到平衡，並不會直接催產，和中藥比起來精油更安全。所以，懷孕時只要正確使用精油，反而是好的。孕期感冒時我用羅文莎葉精油，拉肚子時我用薑精油，都很快解決身體不適。

● 豐胸油

每次大概臨近經期來的時候，我就調個配方精油，輕抹在腹部，過幾天月經就順暢地到來了。後來再調配一個豐胸油，其主要功效是平衡內分泌，以提升胸部級數，這個原理和中醫的角度一樣，身體機能順暢了，該大的就會變大。每天把豐胸油抹在胸部，從此月經週期沒有再遲到過。

而要有豐滿的胸部得先顧好脾胃，中醫上的脾胃是整個消化的系統，不單單指一個器官，脾胃乃氣血生化之源，主管消化、吸收、轉化，把食物轉變成一個精微營養加以利用，才能使胸部豐滿起來。

● 女性荷爾蒙

女性在出生後，卵巢一直處於沉睡狀態，直至青春期開始，受到下視丘分泌荷爾蒙影響，開始出現月經週期；腦下垂體會分泌「濾泡刺激素」（FSH）、「促黃體生成素」（LH），當卵巢被這兩種荷爾蒙刺激後，就會分泌女性荷爾蒙。平均二十八天就會排出一個成熟的卵子，卵子如果沒有受精，就會引起子宮內膜剝落，月經就來臨了。

● 月經循環週期

在月經的循環週期中，必須經歷①月經期（Menstruation）、②卵巢濾泡期（Follicular phase，又稱子宮內膜增生期）、③排卵期（Ovulation）和④卵巢黃體期〔子宮內膜分泌期（Luteal phase）〕。

豐胸油
月經乖乖配方❶

材料	使用方法
玫瑰果油 20㎖	早晚 20 滴豐胸油，左右手搓一下，分別在胸上往內打圈各 30 下，然後用大拇指和食指之間的虎口從胸下往上推，推到胸部頂端再揉捏一下，每邊推捏 200 下，並在胸側面靠近肋骨的韌帶推揉 20 下。
精油配方：	
玫瑰 5 滴	
蛇麻草 3 滴	
甜橙 6 滴	
茴香 1 滴	
廣藿香 1 滴	
歐白芷 1 滴	

製作方法：把精油配方依序加入到玫瑰果油裡，攪拌均勻即可。

▲如果要更提升豐胸效果，可用玫瑰果油 60 毫升浸泡 20 克泰國野生葛根粉作為豐胸基底油，待三個月油熟成後，即可過濾油來搭配精油使用。

子宮構造

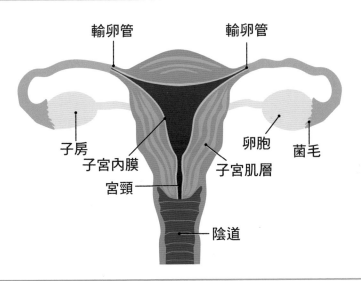

輸卵管　　　　輸卵管

子房
子宮內膜　　卵胞　　菌毛
宮頸　　子宮肌層

陰道

月經循環週期

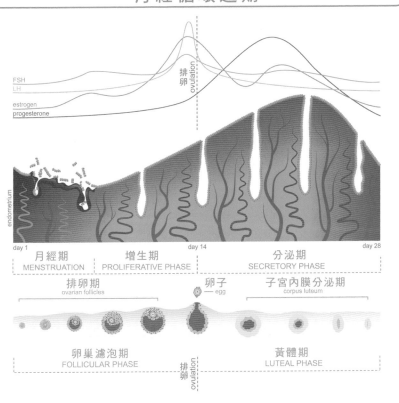

FSH
LH
estrogen
progesterone

排卵 ovulation

endometrium

day 1　　　　　　　　　day 14　　　　　　　　　day 28

月經期 MENSTRUATION	增生期 PROLIFERATIVE PHASE	分泌期 SECRETORY PHASE

排卵期 ovarian follicles　　卵子 — egg　　子宮內膜分泌期 corpus luteum

卵巢濾泡期 FOLLICULAR PHASE　　排卵 ovulation　　黃體期 LUTEAL PHASE

月經期 Menstruation

腦下垂體前葉釋放「濾泡成熟素」（FSH），卵巢濾泡開始成熟，除了基底層外，血液及子宮內膜脫落的組織會由陰道排出，這就是每個月的月經。

卵巢濾泡期 Follicular phase

促使「濾泡刺激素」（FSH）繼續分泌，在排卵前二十四小時急速下降，「促黃體生成素」（LH）分泌到了高峰期。月經週期第七天後，只會有一個卵巢濾泡會持續發育，並會釋放足夠的「雌激素」（estrogen）、「雌二醇」（estradiol），而升高血液中動情激素的濃度，並刺激子宮內膜生長增厚。

排卵期 Ovulation

當「雌激素」在排卵前期末期，在血液中達到高峰期的時候，「雌激素」會通知腦下垂體前葉釋放促黃體生成素（LH）。在排卵期，必須要有大量的「促黃體生成素」（LH）分泌，卵子才能成熟，然後排出，經過輸卵管到達子宮。如果卵子在這期間沒有受精，黃體約在八天後會退化。

在卵子被排出卵巢後，卵巢黃體期（子宮內膜分泌期）就開始了，這主要是為卵子受精發育成為胚胎作準備。如果卵子和精子結合成為胚胎，胚胎將會在子宮裡生長，成為胎兒。

卵巢黃體期 Luteal phase

又可稱為「子宮內膜分泌期」。此期間，「促黃體生成素」（LH）繼續分泌數天後會快速降低。在排卵後會變成「黃體」（corpus luteum），破裂的濾泡發展稱為黃體，並製造大量的黃體素助孕酮和小量的動情激素及雌激素。

月經紊亂會降低懷孕機會，所以首先要讓月經週期變得有規律。月經前半段時間，應該使用一些刺激體內「雌激素」的精油；而後半段時間，則使用調節「黃體素」的精油。刺激「雌激素」的精油包括快樂鼠尾草、甜茴香、依蘭依蘭、玫瑰；而波旁天竺葵作用為平衡，所以我把波旁天竺葵和貞節樹兩個精油用來「調節黃體」。

規律月經週期精油

月經乖乖配方❷

材料	使用方法
月見草油 5ml	月經週期的第四到十四天，每天早晚抹在腹部，按摩至完全吸收。
玫瑰油 15ml	
精油配方：	
快樂鼠尾草 6 滴	
茴香 6 滴	
依蘭依蘭 6 滴	
玫瑰 2 滴	

月經乖乖配方❸

材料	使用方法
玫瑰果油 20ml	月經週期的第十五到二十八天，每天早晚抹在腹部，按摩至完全吸收。
波旁天竺葵 10 滴	
貞節樹 10 滴	

改善乳腺炎的
芳香療法

Mastitis Aromatherapy

乳腺炎是常見的產後問題，經常發生在產後第三到第四週。
得了乳腺炎，如果情況不是很嚴重，還可以繼續哺乳；
如果情況嚴重的就得停止餵奶，進行治療。

● 乳腺炎症狀

乳腺炎會有乳房脹痛，患處出現硬塊壓痛，表面皮膚紅腫，嚴重時還會高燒發熱。如果情況加劇，患者可能還會寒顫，疼痛還會跟著脈搏一下一下跳動，炎症在幾天內會轉化成膿腫；如果轉化成膿腫就只能做刺穿引流了，所以，我們要及時處理乳腺炎。

乳腺炎起因主要為乳汁淤積，排空不完全，或乳管不通；所以保持乳腺暢通是治療及預防乳腺炎症的最好方法。

● 乳腺炎配方

前幾天，才有學生說她的阿姨剛剛生完寶寶十幾天，患上乳腺炎怎麼用芳香療法治療？

先用溫開水加入食用鹽，清洗患處後，用乳香、迷迭香、黑胡椒、永久花精油加入甜杏仁油，抹在患處，輕輕揉按患處，約五分鐘後，用熱毛巾熱敷患處；熱敷來回約二十次後，在水裡加入

一些冰塊、歐薄荷純露、德國洋甘菊純露，再用毛巾冷敷，也是來回二十次；冷敷完後，再來一次熱敷，冷熱敷完後繼續在患處抹油，輕輕揉按胸部。

經過冷熱敷後，乳腺基本上就打開了，這時候，我們用手指輕輕地由外側向乳頭的方向推，像梳子一樣疏導乳房，鬱結的乳汁會慢慢引流出來。

最好預防乳腺炎的方法是每天定時餵奶，每次餵奶後還要把剩餘的乳汁擠出來，將乳房盡量排空。如果可以的話，每天或隔天，用基底油塗抹在乳房上，輕輕揉按。

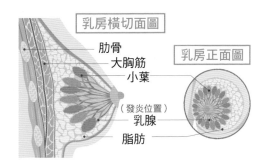

乳房橫切面圖
肋骨
大胸筋
小葉
（發炎位置）
乳腺
脂肪

乳房正面圖

讓家長撫平情緒的精油
Smoothing emotion essentials oils

　　如果想放鬆心情的話可以泡澡，不過未必每個家庭都有浴缸。有一些簡單的芳療方法，可以幫助抒解緊張情緒。

　　我們可以用歐薄荷和甜馬鬱蘭精油各1滴在手腕上，搓開後深深嗅吸，這個配方可以讓我們在緊急的時候，情緒很快平穩下來。如果平常情緒比較容易緊張，我們可以在薰香機裡滴入橙花和佛手柑精油，這個配方能讓我們情緒很放鬆，特別在臺灣或香港生活節奏快的地方，用這個配方會感覺心情非常美妙。

　　天氣對於我們情緒也會有很大的影響，如果連續幾天陰天，天空烏雲密布，連空氣汙染也很嚴重，心情真的會很不好。這個時候我們可以用甜橙4滴、檸檬2滴、佛手柑2滴加入薰香機裡薰香，聞著香氣，無論屋外氣壓多低，屋內馬上陽光明媚。

　　還有在炎熱的夏天，人體被太陽熱到，會使人特別煩躁而情緒也隨著天氣高溫容易暴躁，我們可以在冷氣機出風口綁些布條，布條上滴入歐薄荷和檸檬精油，歐薄荷及檸檬精油的比例是4:1；當帶著香氣的風接觸到我們皮膚時，我們感覺空氣也是透心涼、甜美的，這樣子還有什麼情緒會影響到我們呢？

　　我有個學生是記者，家族遺傳有高血壓，她情緒高低起伏很大，我讓她隨身帶著聞香瓶，裡面滴入橙花、甜馬鬱蘭還有羅馬洋甘菊，使用後情緒平穩很多。

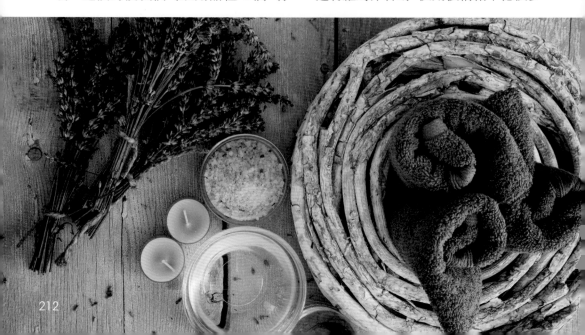

附錄：中醫芳療師的食療

◀ 麻疹 ▶

芫荽馬蹄湯

材料

芫荽（連鬚）1 兩、馬蹄 3 個、紫草茸 3g

功效

芫荽就是我們日常中見到的香菜，能消食下氣、醒脾和中；《本草綱目》記載芫荽辛溫香竄，內通心脾，外達四肢；芫荽主要作用發表透疹、健胃，用於麻疹初期不易透發，食滯胃疼。

作法

加水一碗，煎十五分鐘後過濾渣留液，分兩次服下。另外，也可以用芫荽 600g 煮至水滾二至三分鐘，倒入盆裡，先用熱氣薰蒸，然後洗手腳幫助疹子順利透發。

◀ 傷風感冒 ▶

芫荽皮蛋湯

材料

芫荽 1 兩、皮蛋 1 顆、草魚片 1 塊、豆腐 1 塊、蔥白少許、薑 10 片

功效

夏天每個地方的冷氣都很強，特別是去百貨公司時，體質稍弱的人就很容易患上傷風感冒，這時候對於傷風感冒初起，沾寒沾凍，全身肌肉骨骼疼痛發熱者，趁熱喝湯至頭皮微微發汗，病邪就很容易祛除。

作法

將材料煮成湯，最後加入蔥白和薑皮。先燒熱鍋子，放入薑片爆炒一下，然後放入魚片，豆腐稍稍煎一下，再加入適量水，相繼把其他材料放入。湯煮開後轉小火，再煮二十分鐘左右即可。

◀ 咳嗽、哮喘、咳喘 ▶

白果定喘湯

材料

白果 20 至 25 枚（去殼、炒黃）、麻黃 3 錢、紫蘇籽 2 錢、甘草 1 錢、款冬花 3 錢、杏仁 1 錢、桑皮 3 錢、黃芩 1 錢、法制半夏 3 錢

功效

不時服用，可治療哮喘、咳喘。白果有祛痰鬆弛支氣管平滑肌作用。

作法

所有材料加入 300 毫升水，煎至 200 毫升。

▲注意：食用過量白果會引致中毒。

百合防咳湯

材料

生百合 6 錢、薏仁 3 錢、紅棗 5 粒（去核）

功效

百合含有皂素可祛痰，能清燥潤肺，調和中氣，定喘止咳，針對現在空氣汙染、體質虛弱引起的氣管痙攣咳嗽，有很好的效果。

作法

加入適量約水煮一小時，如果喜歡甜食，也可以加入適量冰糖；這個作法也可以加適量白米煮粥。

發燒

茅根竹蔗水

材料
新鮮白茅根一小把、竹蔗、紅蘿蔔各 1 條、馬蹄 6 至 8 粒

功效
解熱利尿、涼血止血、消炎消腫、滋潤除心肺熱、對咽喉炎、扁桃腺發炎及腺樣體腫大有很好的養護作用。

作法
所有材料洗淨，新鮮白茅根切成手指長短；竹蔗從中間剖開，一剖為兩邊；紅蘿蔔削皮切段，馬蹄從中間剖開。所有材料放入鍋裡，加入適量水，大火煮開轉小火，再煮一個半小時即可飲用。

黃耆茅根蜂蜜飲

材料
石膏 10g、新鮮白茅根 25g、黃耆 10g、山藥 25g、甘草 10g、蜂蜜 30g

功效
清熱潤燥、補肺，對肺氣陰虛者很好，也可以作為風寒咳喘的養護湯方。

作法
將石膏搗碎，和新鮮白茅根、黃耆加入適量水煮開轉小火再煮十分鐘後隔渣取藥汁，藥汁加入甘草、山藥後，小火煎煮約十分鐘後，關火等水溫涼了加入蜂蜜即可飲用。

風寒感冒

盒仔茶加薑

材料
薑 5 至 10 片、原吉林盒仔茶一盒

功效
疏風解表，初起風寒感冒可以作為治療作用。

作法
原吉林盒仔茶加入適量水先煮開水後，加入薑片，再煮五分鐘即可飲用，切記要熱喝效果才最好。

麻黃湯

材料
麻黃（去節 9g）、桂枝（去皮 6g）、杏仁（去皮尖 6g）、甘草（炙 3g）

功效
麻黃湯是中醫常用來治療風寒感冒的食療，桂枝辛溫配合麻黃鬆弛肌肉組織，把風寒引出體表，杏仁苦甜，作為降氣散寒、化痰，可針對治療流行性感冒、風寒感冒、舒緩支氣管炎、鼻塞等症狀。

作法
所有材料放入鍋裡，加入適量的水，煮開後改小火五分鐘即可飲用。

葛根湯

材料
葛根 4 兩、麻黃 3 兩、生薑 3 兩、桂枝 2 兩、芍藥 2 兩、甘草 2 兩、大棗 12 枚

功效
風寒感冒症狀發燒、頭疼、身痛、發熱無汗，惡風方中的葛根有生津清肌，促進體表血液循環，使之解熱，麻黃配合甘草用於治療咳嗽，緩和身體肌肉的緊張；配合桂枝有發汗作用，桂枝可以調節血液循環；生薑助血暢行，扶中而通脈。

作法
所有材料放入鍋裡，加入適量水，煮開後改小火五分鐘即可飲用。

風熱感冒

牛蒡子茶

材料
牛蒡子 5g、甘草 5 片、桔梗 6g

功效
清喉利咽，消炎退腫，化痰止咳，利咽開音，清熱排膿；對於咽喉炎引起的感冒咳嗽有益處。牛蒡子是菊科的牛蒡乾燥的果實，它具有清熱解毒，消腫散結作用，牛蒡子有辛涼解表特性，能疏風解熱，多用來治療風熱感冒咳嗽多痰，還能解毒透疹，對腮腺炎也有治療效果。

作法
材料全部洗乾淨放入鍋裡加入三碗水，煮成兩碗，水可以先漱口，剩下喝下去。

板藍根茶

材料
桔梗 6g、甘草茶 5 至 6 片、連翹 3g、板藍根 3g

功效
鎮痛解熱，紓解喉嚨乾燥，皰疹性咽喉炎有良好的舒緩作用；桔梗屬於桔梗科植物，含有菊糖，桔梗酸等，常用於治療咳嗽、化痰等，有效抗發炎，鎮痛解熱、抗過敏等。連翹有清熱降火作用，能解毒消腫，清心熱，抗菌，抗病毒，抗發炎；有天然抗生素的稱號，常用來治療熱毒引起的咽喉腫痛問題。

作法
所有材料洗乾淨，加入三碗水煮成一碗，熄火，趁熱飲用。

咽喉炎、扁桃腺發炎

養陰清肺茶

材料
生地 10g、玄參 10g、麥冬 10g、薄荷 3g

功效
生地、玄參養陰潤燥，清肺解毒，麥冬甘寒生津，能提升玄參、生地作用；薄荷清涼醒腦提神，宣發肺熱利咽喉；聯合起來可以用於虛火上炎，口咽乾燥，腺體發炎。

作法
先將前三樣分別搗碎後加入薄荷葉，用開水沖泡，可以反覆泡喝。

參麥五味子茶

材料
太子參 10g、麥冬 10g、五味子 6g，玄參 10g，竹茹 3g

功效
太子參溫和益氣養陰，扶助正氣；麥冬養陰潤肺，益胃生津，清心火；五味子、麥冬甘酸養陰生液；玄參滋陰降火，解毒散結利咽喉；對陰虛津乾的咽喉腺體紅腫發炎、發燒、異物感、夜間多夢，失眠很有效。

作法
把前四樣分別搗碎後，加入竹茹，用開水沖泡三十至六十分鐘後代替水喝，可以反覆沖泡。

月柿瘦肉湯

材料
柿餅 4 個、瘦肉 300g、石斛 25g、黃耆 30g、阿膠 20g、瑤柱 5 粒、薑大塊

功效
潤肺、補血活血、清熱解毒、生津健脾、止咳化痰、補充人體養分及細胞內液，增強皮膚補水能力。

作法
瘦肉氽燙，柿餅切成六塊，加入適量水煲湯，先大火燒開後轉文火，兩個小時；湯好前半小時加入阿膠，要不停攪動避免黏鍋，即可喝湯吃渣。

消積食

山楂酸梅湯

材料
山楂 100g、穀芽 20g、麥芽 20g、烏梅 50g、冰糖約 50g

功效
山楂消食開胃，兼能降血壓、血脂。穀牙、麥芽有消食除溼作用；烏梅能夠去油膩油膩，幫助消化。

作法
所有材料放入鍋裡，加入適量水，開始大火，水開後改文火再煲約一個小時後，加入冰糖，待冰糖完全融化後即可飲用。

山楂陳皮湯

材料
山楂 30g，麥芽 10g，雞內金 3g，陳皮 1 個，荷葉一整片，燈芯草約 8 至 10 個，瘦肉 300g

功效
陳皮理氣健脾，燥溼化痰。

作法
先把荷葉剪碎，所有材料放入鍋裡，加入適量水，開始猛火，水開後改文火，約半小時後即可飲用。

荷葉烏梅茶

材料
荷葉一整片、烏梅 50g、神麴茶 2 塊

功效
幫助消化、刮油，也可以用於減肥。

作法
先把荷葉剪碎，所有材料放入鍋裡，加入適量水，開始大火，水開後改文火，約半小時後即可，也可以加入少許冰糖調味。

溼性溼疹

活血生肌茶

材料
黃耆 3g、當歸 3g、甘草 1.5g，陳皮 1/4 個

功效
溼疹有些是因氣血不足而引起，改善氣虛引起的氣血不足、手腳冰冷等問題。

作法
所有材料放入茶杯，沖入沸水，蓋好悶五分鐘後即可飲用。

脣炎

白朮茯苓瘦肉湯

材料
白朮 10g、黨參 6g、茯苓 10g、陳皮 1 個、山藥 50g、蓮子 10g、百合 10g、瘦肉 300g、老薑 1 塊

功效
脣炎是表現脾胃弱的一個症狀，健脾化痰補氣，有效治療脾胃虛弱引起的泄瀉及慢性消化不良，促進腸道蠕動，生津養血，鞏固脾胃功能。

作法
瘦肉先泵水備用；所有材料洗乾淨，放入鍋裡，加入適量水後大火煮開轉小火，再煲一個半小時加入適量鹽即可喝湯吃渣。

芡實山藥粥

材料
芡實 30g、蓮子 30g、山藥 50g、糙米 100g、陳皮 1 個

功效
脣炎也是表現脾胃弱的一個症狀，芡實、山藥皆可緩和脾虛腹瀉，久瀉不癒症狀，還可以健脾益氣。

作法
山藥是乾淨切塊，芡實、蓮子、糙米洗乾淨；所有材料放入鍋裡加入適量水，大火煮開轉小火後一個半小時，加入適量鹽即可食用。

配方 1

材料
金銀花 1 把、水 2 碗

功效
消除熱痱。

作法
金銀花稍稍沖洗一下，放入鍋裡加入適量水煮至沸騰，等水涼了給孩子用紗巾敷洗患處。另外，這金銀花水也可以讓孩子喝一點。

配方 2

材料
苦瓜 1 根、水 2 碗

功效
消除熱痱。

作法
把苦瓜洗淨後，挖掉囊再切片。把苦瓜片放入鍋裡，加入兩碗水煮至沸騰，等水涼了，苦瓜水就浸泡紗巾，用來溼敷和洗患處。

桂枝黃耆茶

材料
桂枝 2g、黃耆 2g、生薑 2 片

功效
桂枝、薑片有溫經通脈、發汗、通腸化氣作用，也都具有精油成分芳香開竅，促進血管擴張，和調整血液循環和補氣的黃耆配合是很好打通頭的陽氣通道，頭為諸陽之會。

作法
材料洗乾淨，放入鍋裡，加入適量水，大火煮開後，關火悶二分鐘，喝水。

麻黃桂枝茶

材料
麻黃 2g、桂枝 2g、細辛 2g、遠志 1g、辛夷花 3g

功效
驅風止痛，散寒發表，溫肺化飲，宣通鼻竅；遠志有健腦強志，安神寧心，補中氣，舒緩安眠作用。

作法
所有材料洗乾淨，放入鍋裡，加入適量水，大火煮開五分鐘，關火悶三分鐘，即可飲用。

魚腥草蒲公英茶

材料
魚腥草 20g、蒲公英 10g、冰糖 10g

功效
清熱解毒，消癰排膿，辛寒能清熱解毒，外多用於消癰瘡毒，也常常與消癰的蒲公英，和清熱解毒的金銀花配搭使用；新鮮的魚腥草可以搗爛塞鼻腔裡可以很好的治療鼻息肉。

作法
魚腥草、蒲公英洗乾淨，放入鍋裡加入適量水，大火煮開後轉小火二十分鐘，濾渣後加入冰糖調勻後即可飲用。

麥冬沙參茶

材料
麥冬 10g、沙參 10g、百合 10g、甘草茶 6 片

功效
健胃瀉熱，清心潤肺，化痰消腫，利咽潤喉。

作法
所有材料洗乾淨，放入鍋裡加入適量水，大火煮開後，轉小火煮十分鐘即可飲用。

過敏性鼻炎

辛夷黨參乳鴿湯

材料
黨參 15g、蓮子 6g、淮山 15g、黃耆 15g、辛夷花 9g、生薑、蔥白、香菜適量、乳鴿

功效
補氣固表，散寒通竅。

作法
乳鴿清理乾淨，所有材料放入煲內，加入水，猛火水開後改文火；兩個半小時後加入鹽即可。

辛夷紫蘇茶

材料
辛夷花 3g、紫蘇 6g

功效
散寒通竅，改善過敏性鼻炎不適。

作法
材料洗乾淨後放入杯子裡沖如開水，悶五至八分鐘即可飲用。

辛夷黃耆菊花茶

材料
辛夷花 9g、倉耳子 9g、菊花 9g、黃耆 9g、蜂蜜適量

功效
疏風清肺，補氣通竅。

作法
所有材料洗乾淨後，放入鍋裡加水煎煮，濾去渣，加入蜂蜜即可飲用。

桂枝紫蘇葉茶

材料
桂枝 2g、紫蘇葉 4g、辛夷花 3g

功效
辛溫散寒，疏風通竅，針對鼻塞流鼻涕等鼻炎等症狀。

作法
所有材料溫水沖洗一下後加入開水，悶十五分鐘後，當茶水喝。

茯苓茶

材料
茯苓 10g、白朮 5g、桑白皮 2g

功效
益氣健脾，化痰除溼，排膿，改善頭痛，提升免疫力。茯苓為多孔菌科植物，屬於乾燥菌核，主要寄生在松科植物的根上生長，主要產地在雲南，故有雲苓之稱，茯苓味甘，性平，入心，脾肺經，具有清溼熱，益脾和胃，寧心安神功效，在《用藥新法》中茯苓，淡能利竅，甘以助陽，除溼之聖藥也！

作法
所有材料洗乾淨後，放入鍋裡，加入適量水，大火煮開關火悶二分鐘喝水。

麻黃桂枝茶

材料
麻黃 5g、桂枝 3g、倉耳子 3g、辛夷花 3g

功效
麻黃和桂枝辛溫發表，散寒降氣，解除痙攣具有鎮靜作用，倉耳子、辛夷花通鼻竅。

作法
所有材料洗乾淨，放入鍋裡，加入適量水，大火煮開二分鐘，關火悶二分鐘，趁熱喝水。

消脹氣

山楂花茶

材料
山楂 10g、陳皮 1/4 個、雞內金 2g（磨粉）

功效
健脾開胃，消食導滯，溫中理氣，對消化不良引起的脹氣有好處。

作法
所有材料放杯裡，沖入開水，悶二十分鐘即可飲用。

安睡

酸棗仁粥

材料
酸棗仁 30g、伏神 15g、黨參 20g、五味子 15g、龍眼肉 15g、小米 50g、冰糖適量

功效
安定心神，幫助入睡。

作法
所有材料洗乾淨，酸棗仁壓碎備用。除龍眼肉、小米外，所有材料放入鍋裡加入適量水，煮至滾後轉小火二十分鐘，過濾出藥汁。洗乾淨小米、龍眼肉，放入鍋裡，加入藥汁煮到小米開花，加入冰糖即可。

脾胃弱

赤小豆湯

材料
赤小豆 2 把、北芪 6 至 8 根、陳皮 1 個。

功效
健脾祛濕、有提氣、去脾濕的作用。因為脾胃弱就易生痰。這個湯方可用於孩子咳喘好了後，用來壯實脾胃、提升食欲，調動腸胃機能。

作法
加入適量水，赤小豆煮至開花。日常當作開水來喝。

參竹薏仁湯

材料
蓮子、芡實、薏仁各 100g、北沙參、玉竹各 20g、豬肚 1/2 個、新鮮淮山 150g、陳皮 1 個、白胡椒適量（用煲湯袋裝好）

功效
養陰健脾，補脾虛，適合經常感冒，胃口不振，虛勞咳喘。

作法
豬肚用鹽刷洗乾淨後汆燙，然後切成小塊；蓮子、芡實、薏仁、陳皮洗乾淨，淮山去皮洗乾淨，切成一段段。所有材料放入鍋裡，大火煮沸後轉文火再煲兩小時後，加入適量鹽，即可喝湯吃渣。

黨參淮山湯

材料
黨參 12g、淮山 30g、茯苓 8g、白朮 8g、甘草 5g、陳皮半個、瘦肉 150g

功效
健脾養胃。

作法
瘦肉先汆水；所有材料洗乾淨，放入鍋裡加入適量水，大火煮至水滾後，轉小火一個半小時，加入適量鹽巴，即可飲用。

▲注意：感冒、咳嗽時不建議食用。

腹瀉

蘋果小米粥

材料

蘋果 1 個、小米 1 把

功效

健脾和胃，調整腸胃功能，收斂止瀉，適合消化不良，慢性咽喉炎人士食用。

作法

蘋果一個，小米一把，洗乾淨，橫切出一個蓋子，勺子挖出蘋果心，加入小米，放入燉盅裡，隔水燉至軟（大概一個半小時），蘋果軟爛，小米開花後加入適量鹽巴即可食用。

山藥芡實粥

材料

芡實 30g、蓮子 30g、新鮮山藥 50g、糙米 100g

功效

芡實、山藥皆可緩和脾虛腹瀉，久瀉不癒的症狀，還可以健脾補氣。

作法

山藥削皮切塊；芡實、蓮子、糙米洗乾淨，所有材料放入鍋裡加入適量水，大火煮開轉小火後一個小時，加入適量鹽巴，即可食用。

便秘

麥冬地黃粥

材料

生地黃 30g、麥門冬 10g、糙米 50g、蜂蜜 15㎖、薑汁小許

功效

滋陰潤燥，適合腹脹氣、脈弱、便祕人士食用。

作法

生地黃、麥門冬洗乾淨，加入適量水煎汁後，去渣留汁備用。糙米洗乾淨後放入鍋裡，加入適量水，大火煮開後轉小火大概一個小時左右，加入藥汁和薑汁，攪拌均勻後待粥再滾後關火，粥至溫和後才加入蜂蜜吃。

決明子茶

材料

炒決明子 15g、肉鬆蓉 10g、蜂蜜適量

功效

具有清熱排毒、消脂、潤腸通便功效，對習慣性便祕有紓解作用。

作法

決明子、肉鬆蓉洗乾淨，放入鍋裡加入適量水，大火煮開後轉小火十分鐘，去渣攤至水微微涼，加入蜂蜜攪拌後即可飲用。

調整月經週期

四物湯

材料

當歸、川芎、白芍、熟地各 10g、瘦肉或烏骨雞 1 份

功效

補血調經，常常用於月經不調、經量少及閉經問題上，每次月經後連續服用三到四次。

作法

瘦肉或烏骨雞先川燙（飛水），也就是洗乾淨後放入開水裡燙一下，撈起備用。所有材料放入瓦鍋裡，加入三碗水，開大火，湯燒開後改文火，煲成一碗。

八珍湯

材料

當歸、川芎、白芍、熟地、薰參、白朮、茯苓、生薑各 10g、甘草 5g、大棗 3 粒、瘦肉或烏骨雞 1 份

功效

以四物湯的基礎再加入薰參、白朮、茯苓、生薑等，會變得平和一點，可調和營衛，氣血雙補，每次月經後服用三到四次。

作法

瘦肉或烏雞先川燙（飛水），也就是洗乾淨後放入開水裡燙一下，撈起備用。所有材料放入瓦鍋裡，加入三碗水，開大火，湯燒開後改文火，煲成一碗。

▲注意：月經期過後可以服用「四物湯」，而體質較為燥熱，喝四物湯可能會易上火的女生，可以改為吃「八珍湯」。

乳腺炎

蒲公英粥

材料

蒲公英 60g、金銀花 30g、粳米 80g

功效

清熱解毒，適用於乳腺炎、扁桃腺炎。

作法

先洗乾淨蒲公英和金銀花，煎水去渣取汁，加入粳米後煮成粥。

金針豬蹄湯

材料

新鮮金針菜 20g、豬蹄 1 隻、瘦肉或烏骨雞 1 份

功效

清熱消腫，通經下乳，適用於乳腺炎。

作法

把金針菜和豬蹄加入適量水同煮。

國家圖書館出版品預行編目 (CIP) 資料

兒童中醫芳療：神奇精油膏提升孩子免疫力 / 蔡嘉瑩著.
-- 初版 . -- 新北市：大樹林，2019.02
面；　公分 . -- (自然生活；31)
ISBN 978-986-6005-85-5(平裝)
1. 芳香療法 2. 香精油
418.995　　　　　　　　　　　　　　107023748

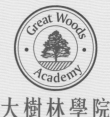

www.gwclass.com

相關課程、商品訊息請掃描

中國｜服務窗口
大树林学院—微信

書中商品諮詢、作者課程，
請微信連繫
（僅針對中國地區販售）

Natural Life 自然生活 31

兒童中醫芳療：神奇精油膏提升孩子免疫力

作　　者 / 蔡嘉瑩

總 編 輯 / 彭文富

執行編輯 / 黃懿慧

美術編輯 / April

校　　對 / 陳榆沁、李麗雯

出　　版 / 大樹林出版社
營業地址 / 23557 新北市中和區中山路 2 段 530 號 6 樓之 1
通訊地址 / 23586 新北市中和區中正路 872 號 6 樓之 2
　　　　　電話：02-2222-7270
　　　　　傳真：02-2222-1270
　　　　　E-mail：notime.chung@msa.hinet.net
官　　網 / www.gwclass.com
臉　　書 / www.facebook.com/bigtreebook

發行人 / 彭文富
劃撥帳號 / 18746459　戶名 / 大樹林出版社
總 經 銷 / 知遠文化事業有限公司
地　　址 / 新北市深坑區北深路 3 段 155 巷 25 號 5 樓
　　　　　電話：02-2664-8800　傳真：02-2664-8801
本版印刷 / 2019 年 10 月

定價：420 元 / 港幣：140 元　ISBN / 978-986-6005-85-5　版權所有，翻印必究

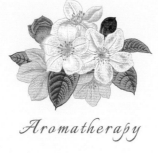

Aromatherapy

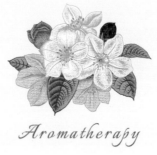

Aromatherapy